Hashimoto:

Die richtige Behandlung der Hashimoto-Thyreoiditis. Bekämpfen Sie Ihre Krankheit und fühlen Sie sich wieder fit.

Sandra Richter

Inhaltsverzeichnis

Einleitung

Hashimoto Thyreoiditis ist eine chronische Schilddrüsenentzündung. Dabei handelt es sich um eine Autoimmunerkrankung, da das körpereigene Immunsystem im Laufe der Jahre das Schilddrüsengewebe zerstören kann. Man geht davon aus, dass Hashimoto die häufigste Ursache von Schilddrüsenunterfunktionen sind. Diese Krankheit drückt sich in unterschiedlichen Symptomen aus, so dass sie nicht leicht von den Ärzten diagnostiziert werden kann. Zu den typischen Beschwerden von Hashimoto zählen Schlaflosigkeit, chronische Müdigkeit und Antriebslosigkeit, ständiges Frieren, zitternde Hände, innere Nervosität, Herzrasen sowie auch Depressionen. Die Krankheit verläuft schubweise und zeigt nicht nur Unterfunktionssymptome an, sondern auch Überfunktionen der Schilddrüse. Dies ist auch der Grund, warum die Diagnose von Hashimoto sehr schwierig ist.

Hashimoto führt über Jahre hinweg zu einem langsamen Auflösen der Schilddrüse, bis diese dann nur noch aus vernarbtem Gewebe besteht, wenn man sich rein auf die Schulmedizin verlässt. Die Ursachen sind unterschiedlich, da im Prinzip jedes Immunsystem auf eine andere Weise und äußere Reize reagiert. Eine alleinige Ursache ist in der Regel nicht der Fall, bei den meisten Patienten spielen mehrere Faktoren eine bedeutende Rolle, warum das Immunsystem die Schilddrüse angreift. Dazu zählen unter anderen Stress, Giftbelastungen, ein Mangel oder ein Überschuss an Jod, häufige Infektionskrankheiten sowie auch der Mangel an Vitamin D, Hormonstörungen und Gluten. Aber auch das Leaky-Gut-Syndrom kann gegebenenfalls der Auslöser für Hashimoto sein. Dabei handelt es sich um eine geschädigte Darmschleimhaut, die zahlreiche chronische Krankheiten auslöst und unheilbar ist.

Im Prinzip ist es egal, was die genaue Ursache für Hashimoto Thyreoiditis ist, denn wenn die Diagnose einmal fest steht, dann geht es in erster Linie darum, die vorhandenen Beschwerden zu lindern und uns wieder fit zu fühlen. Bei einer Unterfunktion der Schilddrüse erfolgt die Behandlung durch die Einnahme von Schilddrüsenhormonen, die sogar ein Leben lang erforderlich sein können. Allerdings steht bis jetzt schon fest, dass auch die Ernährung für die Therapie von Hashimoto eine sehr wichtige Rolle spielt, weshalb wir in den nächsten Kapiteln genauer auf dieses Thema eingehen werden und auch die Schilddrüsenfunktionen etwas genauer erklären.

1. Die Schilddrüse

Die Schilddrüse befindet sich unterhalb vom Kehlkopf an der Luftröhre. Sie wiegt zwischen 18 Gramm bei Frauen und bei rund 25 Gramm bei erwachsenen Männern. Von ihrem Aussehen her ist sie einem Schmetterling sehr ähnlich, da sie aus zwei Seitenlappen und einem verbindenden Mittellappen besteht. Die Seitenlappen sind übrigens in einem gesunden Zustand nicht größer als das Endglied vom Daumen, die gesamte Größe der Schilddrüse ist mit einer Walnuss vergleichbar.

Ihre Aufgabe ist die Produktion und auch die Freisetzung von Schilddrüsenhormonen. Diese zwei lebenswichtigen Hormone beeinflussen mehrere Körperfunktionen und bestimmen auch die Stoffwechsellage in unserem Körper. Bekannt sind sie als Trijodthyronin oder in der Kurzform nur T3 genannt sowie Tetrajodthyronin oder T4. Das T4-Hormon ist aber auch unter dem wissenschaftlichen Begriff Thyroxin bekannt und zählt mit zu den häufigsten verschriebenen Medikamenten auf der ganzen Welt. In der Regel wird es in Tablettenform für die Behandlung der Schilddrüsenunterfunktion verwendet sowie auch zur Behandlung bei Depressionen als Phasenprophylaxe und Wirkungsverstärker zusammen mit Trijodthyronin.

Die Schilddrüsenhormone regeln die Körperwärme, den Energieverbrauch, unser seelisches Wohlbefinden, die Sexualität sowie auch die Aktivitäten vom Herz, Kreislauf, Nerven, Muskeln und dem Magen und Darm. Bei Kindern wird die geistige und die körperliche Entwicklung durch diese Hormone bereits ab der Entwicklungsphase im

Mutterleib bis in die Jugend geregelt. Daran wird deutlich ersichtlich, welche wichtige Rolle diese kleine Drüse in unserem Körper spielt. Ohne die Schilddrüse ist also schon im Kindesalter kein gesundes Wachstum möglich.

Thyroxin wird von der Schilddrüse durch Eiweißbausteine und aus Jod hergestellt und dann gespeichert. Bei Bedarf werden die Hormone dann an das Blut abgegeben, wo sie als Botenstoffe arbeiten und alle wichtigen Funktionen im Körper lenken. Um allerdings Thyroxin herstellen zu können, ist die Schilddrüse auf einen täglichen Bedarf von ca. 200 Mikrogramm Jod angewiesen. Es ist verständlich, dass dieser Bedarf in der Schwangerschaft viel höher ist. In Deutschland werden übrigens viele Schilddrüsenkrankheiten durch einen Jodmangel verursacht.

Jod ist ein lebenswichtiges Spurenelement und kann von unserem Organismus nicht von selbst hergestellt werden. Da es vor allem für die Schilddrüsenfunktion eine wichtige Rolle spielt, muss Jod über die Nahrung zugeführt werden. Der eigentliche Bedarf an Jod ist von unterschiedlichen Faktoren abhängig, da dabei natürlich auch die individuelle Ernährung von Bedeutung ist. Jodmangel zählte ursprünglich mit zu den häufigsten Erscheinungen in Deutschland, mittlerweile ist die Versorgung aber durch den Zusatz im Speisesalz verbessert worden. Jod ist ansonsten vorwiegend in tierischen Lebensmitteln enthalten, weshalb Veganer und Vegetarier von einem Jodmangel betroffen sein können. Ein höherer Jodbedarf kann aber auch bei Schwangeren der Fall sein, bei Senioren durch veränderte Essgewohnheiten, bei Kindern im Wachstum sowie auch bei Sportlern durch die intensive körperliche Belastung.

Jod ist in Meeresfrüchten enthalten, in Seefischen, Algen, Milchprodukten, in jodiertem Speisesalz sowie auch in Spinat, Brokkoli und im Roggenbrot. Jodiertes Salz ist übrigens erst seit 1989 erlaubt, da es früher nur Patienten mit Schilddrüsenproblemen vorbehalten war. Heutzutage findet man es auch in zahlreichen Fertiggerichten, im Brot und auch in Milchprodukten, da den Tieren häufig jodiertes Futter zugesetzt wird. Obwohl Jod im Prinzip in so gut wie allen Lebensmitteln in geringen Mengen enthalten ist, spielt natürlich auch die Beschaffenheit des Bodens hierbei eine bedeutende Rolle. Jodmangel kann sich durch chronische Entzündungen der Schilddrüse ausdrücken, durch Nervosität und Herzrasen, verstärktes Schwitzen, einem unerklärlichem Gewichtsverlust, durch Durchfall, Zittern und durch häufig auftretende Krämpfe. Die Deutsche Gesellschaft für Gesundheit empfiehlt eine durchschnittliche Versorgung von 200 Mikrogramm Jod täglich, dieser Richtwert gilt für Frauen und auch für Männer. Der genaue Bedarf kann allerdings nicht nur durch den Sport variieren, sondern auch durch hohe Belastungen oder Stresssituationen im Alltag, weshalb es sich hier nur um einen Richtwert handelt und nicht um Ihren persönlichen Jodbedarf! Ihren eigenen Jodbedarf können Sie vom Arzt durch Blut- und Urintests bestimmen lassen. Normale Werte liegen zwischen 40 und 80 Milligramm beim Bluttest pro Liter. Beim Urin liegen die Jodwerte zwischen 20 und 70 Milligramm. Ist Ihr Jodwert allerdings viel höher, dann haben Sie eine Überversorgung, bei geringeren Werten ist von einem Jodmangel die Rede. Ein Kropf ist ein deutliches externes Zeichen von einem Jodmangel. Eine

Überdosierung nur speziell durch eine jodreiche Ernährung (bei einem guten Gesundheitszustand) ist in der Regel nicht der Fall, sondern eher ganz das Gegenteil.

Unsere Schilddrüse ist in der Lage, rund 40 Prozent vom durch die Nahrung eingenommenen Jod aus dem Blut aufzunehmen und es dann anzureichern. Das restliche Jod wird von unserem Organismus wieder über die Nieren ausgeschieden. Der Hormonspiegel im Blut wird durch unser Gehirn und durch die Hirnanhangsdrüse reguliert. Sinkt der Hormonspiegel, dann gibt die Hirnanhangsdrüse (oder auch Hypophyse genannt) den TSH Botenstoff ab, der für eine verstärkte Freisetzung der Hormone verantwortlich ist. Steigt der Hormonspiegel allerdings, dann wird das TSH zurückgehalten, bis die normalen Werte wieder hergestellt sind. TSH ist ein Hormon, was auf die Hormonbildung der Schilddrüse wirkt, auf die Aufnahme von Jod sowie auf das Wachstum. Es wird auch Thyreotropin oder thyreotropes Hormon genannt. Wenn dieses Hormon nicht mehr ausreichend produziert wird oder ein Mangel davon vorliegt, dann wird die Schilddrüse kleiner, da sie keinen Reiz mehr zum Wachsen erhält und auch nicht mehr in der Lage ist, die benötigten Hormone herzustellen. Aus einem TSH-Mangel kann eine Hypothyreose entstehen, also eine sekundäre Schilddrüsenunterfunktion.

Die wichtigsten Hormone der Schilddrüsen sind also T3 und T4, Trijodthyronin und Tetrajodthyronin. Der größte Teil davon ist in unserem Organismus an Eiweiß gebunden, weshalb diese beiden Hormone dadurch inaktiviert werden. Nur in ungebundener Form können Schilddrüsenhormone ihre Wirkung entfalten, in diesem Fall ist von freiem T3 und T4 die Rede, also fT3 und fT4 als Hormonformen. Die Schilddrüsenfunktion wird durch eine Blutuntersuchung erfasst, gemessen werden dabei die Werte von freiem T3, T4 sowie auch die TSH-Werte. Der TSH-Wert kann übrigens schon frühzeitig auf eine gestörte Schilddrüsenfunktion hinweisen.

Zu den wichtigsten Schilddrüsenerkrankungen zählen die **vergrößerte Schilddrüse oder ein Kropf**, die **Schilddrüsenüberfunktion** und die **Schilddrüsenunterfunktion**.

<u>Die vergrößerte Schilddrüse</u>

Kropf (Struma) ist meistens die Folge von Jodmangel. In diesem Fall wächst die Schilddrüse wie ein Schwamm auf, um sich Jod aus unserem Blut zu suchen. Ist zu wenig an diesem lebenswichtigen Spurenelement in unserem Organismus vorhanden, dann wächst sie unaufhörlich weiter. Früher waren die Kröpfe noch viel häufiger zu sehen als heute, da sie jetzt meistens im Verborgenen wachsen. In der vergrößerten Schilddrüse treten Gewebeveränderungen auf, die Knoten bilden. Kröpfe können übrigens auch genetisch bedingt sein, da in manchen Familien eine schlechte Jodaufnahme typisch ist. In Hinsicht auf die Knoten der Schilddrüse können diese als kalte Knoten oder auch als heiße Knoten bezeichnet werden. Kalte Knoten sind in der Regel nicht aktiv, das bedeutet, dass sie keine Hormone bilden und auch kein Jod mehr aufnehmen. Es handelt sich dabei in den meisten Fällen um gutartige Veränderungen, da nur die wenigsten Fälle einen bösartigen Tumor bedeuten. Der heiße Knoten setzt sich aus überaktivem Gewebe zusammen, weshalb in unkontrollierter Form die Schilddrüsenhormone gebildet werden können. Auch in diesem Fall handelt es sich meistens um gutartige Veränderungen, die aber langfristig zu einer Überfunktion der Schilddrüse führt.

Die Schilddrüsenüberfunktion

Bei einer Überfunktion der Schilddrüse werden viel mehr Hormone freigesetzt, als unser Körper benötigt. Es kommt also zu einer Überversorgung mit Schilddrüsenhormonen. Da diese Hormone für zahlreiche Stoffwechselvorgänge in unserem Organismus zuständig sind, stellen sich auch dementsprechend schnell die ersten Beschwerden ein. Dazu zählen beispielsweise verstärktes Schwitzen, gesteigerter Appetit mit Gewichtsabnahme, eine feuchte und warme Haut, Wärmeintoleranz, Menstruationsstörungen, Durchfall und Haarausfall. Da die Schilddrüsenhormone auch stimulierend für das Herzund Kreislaufsystem sowie für das Zentralnervensystem sind, kann eine Schilddrüsenüberfunktion auch zu einer höheren Herzfrequenz führen, zu Rastlosigkeit, Nervosität, zu Stimmungsschwankungen, Zittern und auch zu Schlafstörungen. Diese Symptome sind je nach Krankheitsbild unterschiedlich ausgeprägt, sie können abrupt erfolgen oder sich natürlich auch erst langsam bemerkbar machen. Die Gewichtsabnahme hängt mit dem höheren Energieverbrauch bei der Schilddrüsenüberfunktion zusammen. Der Appetit kann übrigens in diesem Fall drastisch ansteigen. Sobald diese Schilddrüsenstörung aber behandelt wird, stellen sich in der Regel wieder die ursprünglichen Essgewohnheiten mit einem normalen Appetit her. Es ist wichtig, auf eine ausgewogene Ernährung in Form von Obst, Vollkornprodukten und Gemüse zu achten.

Die Ursachen für eine Schilddrüsenüberfunktion kann durch heiße Knoten ausgelöst werden sowie auch durch die Autoimmunerkrankung Morbus Basedow. Die Knoten werden in der Regel eher bei älteren Menschen durch eine mangelnde Jodzufuhr ausgelöst, die über lange Jahre hinweg zu der Gewebeveränderung führen kann und dann auch noch zusätzlich durch die veränderten Essgewohnheiten im Alter bemerkbar wird. Morbus Basedow tritt im Vergleich eher bei jüngeren Menschen auf. Der Körper bildet bei dieser Krankheit bestimmte Substanzen, die eine TSH-ähnliche Wirkung haben und dadurch die Schilddrüse zur Hormonproduktion anregen, obwohl eigentlich kein Bedarf danach vorhanden ist. Übrigens können hier auch die Augen an dieser Krankheit beteiligt sein. Weitere Ursachen können auch eine Schilddrüsenentzündung sein, vor allem dann, wenn Schilddrüsenhormone als Mittel zum Abnehmen eingenommen werden.

Da Jod die Schilddrüsenfunktionen ankurbelt, ist bei einer Überfunktion auf eine jodarme Ernährung zu achten. Zur Behandlung werden in den meisten Fällen Schilddrüsenblocker oder Thyreostastika verordnet, die eine Überproduktion der Hormone bremsen und die typischen Beschwerden lindern. Diese Medikamente sollten allerdings nicht länger als ein Jahr lang eingenommen werden. Gegebenenfalls kann auch eine Radiojodtherapie verordnet werden oder im Fall von Knoten, zu Operationen geraten werden. Bei der Radiojodtherapie handelt es sich um Jod-131, also um eine spezielle radioaktive Variante. Da unser Organismus nicht in der Lage ist, radioaktives Jod vom Spurenelement zu unterscheiden, sind die Behandlungen in der Regel ziemlich erfolgreich. Allerdings gibt es in Deutschland auch strenge Auflagen in dieser Hinsicht, weshalb auch nur eine begrenzte Anzahl von diesen Behandlungszentren vorhanden ist. Aktuell gibt es in Deutschland rund 150 Zentren, wo die Radiojodtherapie ausgeführt wird. Die Anzahl der behandelten Patienten liegt bei ca. 60.000 im Jahr.

Die Schilddrüsenüberfunktion sollte auf jeden Fall behandelt werden, da es ansonsten langfristig zu großen gesundheitlichen Schäden kommen kann. Das Herz ist davon mit am meisten betroffen, da es über einen längeren Zeitraum sicherlich nicht diese ständige Überlastung aushalten kann. Aber auch der Stoffwechsel, Nerven und Kreislauf, Muskeln sowie Magen und Darm müssen bei einer Schilddrüsenüberfunktion auf Hochtouren arbeiten. Desweiteren sind davon auch die Psyche und die Sexualität betroffen, aber auch das Wachstum der Haare, Haut und Nägel können unter einer Schilddrüsenüberfunktion leiden.

Die Schilddrüsenunterfunktion

Bei der Schilddrüsenunterfunktion kommt es zu einer Verlangsamung unserer Körperfunktionen, da zu wenig Hormone gebildet werden und der Organismus deshalb auch nicht mehr ausreichend versorgt wird. Der gesamte Stoffwechsel findet also nur in einer gebremsten Form statt, weshalb die Patienten auch sehr leicht frieren und extrem kälteempfindlich sind. Aber auch Antriebsschwäche und ständige Müdigkeit, Konzentrationsschwäche und nachlassende Leistung, Wassereinlagerungen, ein verlangsamter Puls, Menstruationsstörungen und regelmäßige Verstopfungsprobleme können ein Hinweis auf eine Schilddrüsenunterfunktion sein. Obwohl viele Betroffene wie gewohnt essen oder sogar eine strikte Diät einhalten, kann eine deutliche

Gewichtszunahme der Fall sein, begleitet mit einer rauen Stimme und einer blassgelben trockenen Haut. Auch Potenzstörungen oder Probleme mit der Libido sind typische Symptome für diese Krankheit.

Die Ursachen für eine Schilddrüsenunterfunktion sind vielseitig. Es kann sich dabei um einen angeborenen Mangel an Schilddrüsenhormonen handeln oder um einen Jodmangel in der Schwangerschaft. Allerdings können auch Medikamente, Operationen und Entzündungen zu einer Schilddrüsenunterfunktion beitragen. Die Unterfunktion der Schilddrüse kann auch Depressionen zur Folge haben, da die Hormone unter anderem auch einen wichtigen Einfluss auf unser Gehirn und somit auf die Stimmung haben. Starke Depressionen können deshalb durchaus mit einer Schilddrüsenunterfunktion in Verbindung stehen. Durch die Blutuntersuchung kann der Arzt schnell feststellen, ob das der Fall ist oder nicht. Die Unterfunktion kann übrigens auch durch das Entfernen vom Schilddrüsengewebe ausgelöst werden, durch die Radiojodtherapie sowie auch durch die chronische Schilddrüsenentzündung, also durch **Hashimoto-Thyreoiditis**. Eine Standardtherapie ist meistens nicht möglich, da das fehlende Hormon in der Regel durch Tabletten in individueller Dosis zugeführt wird. Die Ärzte müssen in diesem Fall erst einmal mithilfe von den Laborwerten ermitteln, welche Mengen überhaupt notwendig sind, um die Unterfunktion zu normalisieren. Es kann der Fall sein, dass Betroffene ihr Leben lang Tabletten gegen die Schilddrüsenunterfunktion einnehmen müssen.

2. Hashimoto – was ist das genau?

Hashimoto Thyreoiditis ist wie schon am Anfang erwähnt, eine chronische Entzündung der Schilddrüse und eine autoimmune Krankheit. Sie wird also durch unsere eigenen Antikörper ausgelöst, da sich unser Immunsystem gegen die Schilddrüse richtet und diese allmählich vollkommen zerstören wird, wenn die Entzündung nicht rechtzeitig gestoppt und behandelt wird. Unser Abwehrsystem greift also aus einem Irrtum heraus das Gewebe an, um es zu schädigen. Aus diesem sogenannten Irrtum heraus, entsteht dann die chronische Schilddrüsenentzündung, bekannt auch unter dem Namen chronische Thyreoiditis oder Autoimmunthyreoiditis.

Die chronische Schilddrüsenentzündung zählt heutzutage mit zu den häufigsten Autoimmunerkrankungen. Man geht davon aus, dass allein in Deutschland über fünf Millionen Menschen davon betroffen sind. Allerdings haben noch sehr viele Ärzte große Probleme, diese Krankheit überhaupt zu diagnostizieren, wie aus unzähligen Erfahrungsberichten zu diesem Thema hervorgeht. Das bekannteste Beispiel hierzu ist sicherlich Vanessa Blumhagen, die sympathische Moderatorin von RTL-Sendungen, die zu diesem Thema übrigens auch ein Buch herausbrachte. Vanessa Blumhagen benötigte drei Jahre, bis bei ihr endlich von einem Arzt diese Schilddrüsenkrankheit diagnostiziert wurde. Sie wurde täglich dicker und müder und wurde auf der Suche nach der Ursache ihrer Symptome fast für verrückt erklärt. Keiner der Ärzte hatte auch nicht den winzigsten Verdacht auf Hashimoto, bis dann ein spezieller Test die restlichen Zweifel klärte. Diese Krankheit hätte im Fall von dieser Frau schon vor drei Jahren diagnostiziert werden können, wie sich aus ihren alten Laborwerten zu entnehmen war. Auch handelt es sich bei dem Fall von Vanessa Blumhagen um absolut KEINEN Einzelfall der Medizin.

Es ist wirklich erschreckend, wie viele ähnliche Fälle es im Zusammenhang mit Hashimoto gibt und wie viele Familien allein aus der Unkenntnis der Ärzte zerstört wurden. Von der Einnahme von unnötigen Psychopharmaka einmal komplett abgesehen, wenn die Ärzte die Symptome nicht deuten konnten. Frauen sind übrigens von Hashimoto viel häufiger betroffen als das männliche Geschlecht. Das durchschnittliche Alter der Patienten liegt zwischen dem 30. und dem 50. Lebensjahr. In vielen Fällen stimmt der Erkrankungsbeginn sogar mit den Wechseljahren überein, weshalb die Symptome auch häufig mit Wechseljahrbeschwerden verwechselt werden. Die genaue Ursache für Hashimoto ist bis jetzt noch nicht genau erforscht worden, angeblich kann eine Krankheitsveranlagung bereits in unseren Genen vorliegen. Allerdings kann Hashimoto auch mit anderen Autoimmunerkrankungen zusammenhängen, wie im Beispiel Diabetes mellitus.

<u>Was ist die Ursache für Hashimoto?</u>

Es gibt Anzeichen, dass mehrere Faktoren der Auslöser für diese Autoimmunkrankheit sein können. Dazu zählen beispielsweise Infektionskrankheiten wie Grippe, Mumps, Hepatitis C, Borreliose, Herpes sowie auch die Epstein-Barr-Infektion. Stress kann ebenfalls der Auslöser sein, da eine Hormonstörung, der Mangel an Vitalstoffen oder auch die täglichen Überbelastungen im Berufsleben und in der Famile, in unserem Organismus schädlichen Stress auslösen. Stress wirkt sich übrigens direkt auf unser Immunsystem aus, weshalb wir unter Stresssituationen auch viel anfälliger für alle Arten von Krankheiten sind. Bei langanhaltendem Stress wird auch unsere Darmbarriere beschädigt sowie die Blut-Hirn-Schranke geschwächt, was wichtige Auslöser für Autoimmunkrankheiten sein können. Laut zahlreichen Studien wurde übrigens bei rund 80 Prozent der Patienten mit Autoimmunerkrankungen starker Stress vor dem Krankheitsausbruch festgestellt. Eine überraschende Zahl, wenn man bedenkt, wie viele Menschen von diesen Krankheiten betroffen sind. Autoimmune Krankheiten wie Hashimoto können ein wichtiges Alarmzeichen sein, inwiefern unser Körper durch bestimmte Situationen bereits erschreckend ausgebrannt ist. Unser Organismus zieht also selber die Notbremse, wenn der Zeitpunkt hierzu notwendig ist, um beispielsweise keinen unnötigen Kraftaufwand mit Familienproblemen oder mit Streit und Ärger am Arbeitsplatz zu verlieren.

Angeblich können auch Milchprodukte und Gluten die Ursache oder Auslöser für Hashimoto sein. In vielen Fällen lassen die Beschwerden nach, wenn auf diese Lebensmittel verzichtet wird. Auch kann bei Hashimoto oder anderen autoimmunen Krankheiten durchaus eine oder sogar mehrere Nahrungsmittelunverträglichkeiten vorhanden sein. Wir gehen dann in den nächsten Kapiteln noch etwas genauer auf die richtige Ernährung bei Hashimoto ein. Da die chronische Schilddrüsenentzündung in vielen Fällen zusammen mit den Wechseljahren oder anderen hormonellen Veränderungen auftritt, geht man davon aus, dass auch Hormonstörungen diese Krankheit begünstigen können sowie auch ein Mangel an Vitamin D und an Jod. Das Thema Jod wurde bereits genauer erklärt, da auch der Jodmangel oder eine Überdosis davon die Schilddrüsenfunktion deutlich beeinträchtigen kann. In Hinsicht auf Vitamin D allerdings, kann bei einem Mangel an diesem Vitamin, das Jod überhaupt nicht richtig verwendet werden. Vitamin D ist für die Jodverwertung nämlich ein wichtiger Cofaktor, weshalb bei einem Mangel auch der Jodmangel noch verstärkt werden kann. Vitamin D kann übrigens die Beschwerden von Hashimoto mildern.

Die Schilddrüsenentzündung kann aber auch vollkommen schmerzlos auftreten, weshalb sie meistens sehr lange unbemerkt bleibt. Zu Beginn der Krankheit kommt es zu den schon erwähnten Symptomen der Schilddrüsenüberfunktion, also zu verstärktem Schwitzen, Herzklopfen, Zittern und zu einem Gewichtsverlust. Werden diese Symptome nicht behandelt, dann kommt es im weiteren Krankheitsverlauf zu einer Hypothyreose, also zu einer Unterfunktion der Schilddrüsen. Da das mittlerweile schon kranke Organ dann auch nicht mehr ausreichend Schilddrüsenhormone von selbst herstellen kann, kommt es zu weiteren Beschwerden.

<u>Was sind die typischen Symptome für Hashimoto?</u>

Hashimoto kann sich allerdings durch sehr unterschiedliche Anzeichen ausdrücken, weshalb diese Krankheit in vielen Fällen leider auch nicht rechtzeitig entdeckt wird. Ansonsten sollten Sie auf folgende Symptome achten:

- Schluckbeschwerden

- Druck- und Engegefühl an der Schilddrüse oder am Hals

- Unerklärliche Unruhe und Nervosität

- Deutliche Gewichtszunahme oder Gewichtsverlust ohne Erklärung

- Starkes Schwitzen

- Zyklusstörungen

- Niedergeschlagenheit

- Müdigkeit

- Trockene Haut

- Strohiges und trockenes Haar

- Haarausfall

- Magen- und Darmprobleme

- Leistungsabfall

- Herzklopfen

- Zu niedriger Puls

- Heiserkeit

- Schwellungen an Armen, Beinen oder an den Augenlidern

- Extreme Temperaturempfindlichkeit

- Muskelschwäche und Muskelverhärtungen

- Erhöhte Cholesterinwerte

- Chronische Müdigkeit

Da Hashimoto in vielen Fällen auch mit anderen Autoimmunkrankheiten auftritt, können die Beschwerden natürlich auch leicht verwechselt werden. In der ersten Phase von Hashimoto kann es zu der schon erwähnten Überfunktion der Schilddrüse kommen, weshalb unser Stoffwechsel in diesem Fall auf Hochtouren läuft. Viele Patienten mit einer Überfunktion hören übrigens sogar ihren Puls ganz laut in den Ohren. Sie leiden auch sehr arg unter Stress.

In der zweiten Phase dieser autoimmunen Krankheit kann dann eine dauerhafte Unterfunktion der Schilddrüse der Fall sein, weshalb die Symptome hier auch unterschiedlich sind. Die möglichen Folgen sind dann also die unkontrollierte Gewichtszunahme, brüchiges Haar oder Haarausfall sowie die Depressionen.

Bei rund 25 Prozent der Patienten mit Hashimoto können noch andere Autoimmunkrankheiten der Fall sein. Sind diese noch nicht bekannt, dann ist auf jeden Fall auf die Symptome zu achten, dazu zählen:

- Starke Bauchschmerzen

- Häufige Blähungen

- Übel riechender Stuhlgang

- Fleckige Haut

- Nacken- und Rückenverspannungen

- Gelenkschmerzen

- Muskelschwäche

- Nachlassendes Hörvermögen

- Konzentrations- und Gedächtnisschwäche

- Nächtliches Kribbeln an Händen und Beinen, Einschlafen der Glieder

- Juckende Hautstellen

- Schwächeanfälle

- Häufiges Stolpern

- Zungenbrennen

- Blutarmut

- Ausschlag

- Husten und Fieber

- Lymphknotenschwellung

- Pilzbefall

Es ist sehr wichtig, den Körper regelmäßig zu beobachten, ohne dabei abhängig oder ängstlich zu werden. Bei den aufgeführten Symptomen sollten Sie sich an Ihren Arzt wenden und die notwendigen Untersuchungen zur Sicherheit durchführen lassen. Je frühzeitiger Autoimmunstörungen erkannt werden, desto größere Hoffnung besteht auf eine Heilung.

Bei Verdacht auf Hashimoto oder eine andere Schilddrüsenerkrankung sollte man sich also unbedingt an Spezialisten wenden, um keine wertvolle Zeit mit der notwendigen Behandlung zu verlieren. In der Regel wird der Kehlkopf erst einmal abgetastet, um eine Vergrößerung der Schilddrüse oder Knoten festzustellen. Die genaue Diagnose erfolgt dann allerdings durch die Analyse der Blutwerte sowie auch durch eine Ultraschalluntersuchung. Liegt eine Entzündung vor, dann ist die Schilddrüse in der Regel stark durchblutet und auch inhomogen. In der Ultraschalluntersuchung ist das Gewebe deutlich dunkler als bei einer gesunden Schilddrüse, weshalb die Ärzte in der Regel das erkrankte Schilddrüsengewebe auch leicht unterscheiden können. Schwieriger ist es allerdings, wenn nur bestimmte Bereiche von der Krankheit betroffen sind, da in diesem Fall die Abgrenzung zu knotigen Veränderungen weniger gut erkennbar ist. Eine Szinigraphie ist normalerweise nicht für die Diagnosestellung von Hashimoto erforderlich, sondern nur wenn in den Schilddrüsen noch zusätzliche Knoten vorhanden sind.

Die Schilddrüse sollte übrigens während der Schwangerschaft so frühzeitig wie möglich untersucht werden, da in diesem Fall der Bedarf am Schilddrüsenhormon deutlich steigt und Patienten mit Hashimoto diesen höheren Bedarf normalerweise nicht mehr decken können. Der Schilddrüsenhormonmangel ist für Mutter und Föten sehr nachteilig, da es für die Entwicklung und das normale Wachstum unbedingt notwendig ist.

Ansonsten ist noch erwähnenswert, dass Hashimoto oder die Morbus-Basedow-Krankheit mit Augenerkrankungen einhergehen können. In diesem Fall ist von einer endokrinen Orbitopathie die Rede. Die Anzeichen für diese Autoimmunreaktion sind gerötete Augen, häufige Tränen oder auch sehr trockene Augen, Lichtempfindlichkeit, ein Gefühl von Fremdkörpern in den Augen sowie auch eine deutliche Beeinträchtigung der Sehfähigkeit. Im schlimmsten Fall der endokrinen Orbitopathie kann es sogar zu einen Verlust des Sehvermögens kommen. Die Antikörper reagieren also nicht nur gegen das Schilddrüsengewebe, sondern auch gegen das Augengewebe. Werden die Funktionen der Schilddrüsenhormone wieder normalisiert, dann wirkt sich das auch positiv auf die Augenerkrankung aus.

Die Krankheit wurde übrigens nach einem japanischen Arzt benannt, der sie bereits 1912 erstmals beschrieb. Der 1881 geborene Hakaru Hashimoto war ein bekannter Chirurg und Pathologe, der in seiner Dissertation bereits die Schilddrüsenerkrankung beschrieb. Diese Dissertation wurde übrigens auch in einer deutschen Fachzeitschrift veröffentlicht. Ein Logo von ihm ist in der Japanischen Schilddrüsengesellschaft aufgeführt. Als eigentliche Autoimmunerkrankung wurde die Hashimoto-Thyreoiditis allerdings erst 1962 durch zwei britische Immunologen bekannt. Deborah Doniach und Ivan Roitt waren die beiden Pioniere im Bereich der Autoimmunerkrankungen.

Bei Autoimmunerkrankungen der Schilddrüse bildet unser Körper also irrtümlich Abwehrstoffe oder Antikörper gegen das eigene Gewebe. Für eine korrekte Diagnose und Behandlungstherapie ist deshalb die Bestimmung der Antikörper in der Schilddrüse notwendig.

Im Fall von Hashimoto steigen die Antikörper in der Regel gegen die TPO-AK und Tg-AK Enzyme hoch an. Allerdings sind die erhöhten Antikörper auch nicht unbedingt ein eindeutiger Hinweis auf eine Fehl-Funktion der Schilddrüsen. Gegebenenfalls kann deshalb auch noch ein TRH-Test notwendig sein. Im Fall von Morbus Basedow sind die Antikörper gegen den Rezeptor TSH an der TRAK Schilddrüsenzelle höher, weshalb diese Werte auch bei den weiteren Kontrollen eine wichtige Rolle spielen.

<u>Was ist überhaupt Morbus Basedow?</u>

Morbus Basedow ist wie Hashimoto-Thyreoditis eine Autoimmunerkrankung der Schilddrüse, die allerdings eine Schilddrüsenüberfunktion auslöst. Diese Schilddrüsenkrankheit ist nach einem 1799 in Dessau geborenen deutschen Arzt benannt. Dr. Carl Adolph von Basedow beschrieb die nach ihm benannte Krankheit bereits 1840 und war somit der erste Mediziner im deutschen Sprachraum, der sich eng mit der Überfunktion der Schilddrüse beschäftigte. Von von Basedow sind übrigens noch 60 weitere wissenschaftliche Publikationen veröffentlicht worden. Die Basedowsche Krankheit geht meistens mit einer Schilddrüsenüberfunktion, der Kropferkrankung sowie auch mit der endokrinen Orbitopathie einher. In ihrer auffälligsten Form kommt es zu einem deutlichen Hervortreten der Augäpfel, also zu sogenannten Glotzaugen. Bei den meisten Patienten ist in diesem Fall die radioaktive Therapie oder auch eine Operation notwendig.

<u>Was ist der Unterschied zwischen Hashimoto Thyreoiditis und Morbus Basedow?</u>

Beide Schilddrüsenkrankheiten sind sich sehr ähnlich, weshalb sie manchmal auch gerne verwechselt werden. Im Prinzip geht man davon aus, dass es sich bei Hashimoto um eine Unterfunktion der Schilddrüse handelt, die autoimmun verursacht wird. Ihr typisches Merkmal ist, dass die Schilddrüse also nicht mehr ausreichend Hormone produzieren kann. Sie kann entweder vergrößert oder auch verkleinert sein. In der Regel ist die Unterfunktion mit einer Gewichtszunahme verbunden, Kälteempfindlichkeit, Müdigkeit, Traurigkeit und Herzstolpern.

Bei Morbus Basedow handelt es sich im Vergleich um eine autoimmune Überfunktion, die auch als Graves Disease bekannt ist. In diesem Fall produziert die Schilddrüse ungebremst viel zu viele Hormone. Die Augen sind bei Morbus Basedow öfter betroffen als bei Hashimoto. Typische Symptome sind aber auch eine Gewichtsabnahme, Haarausfall, große Unruhe und Nervosität sowie Herzrasen. Allerdings können die Symptome selbstverständlich auch variieren, da bei Hashimoto ebenfalls erst einmal eine Überfunktion in Betracht gezogen werden kann, bevor es dann im weiteren Krankheitsverlauf zu einer Unterfunktion kommt.

Ein Kropf oder eine Struma sind übrigens noch lange kein Hinweis darauf, dass man unter der Basedowschen Krankheit oder unter Hashimoto leidet. Sollte allerdings noch eine gestörte Funktion der Schilddrüse hinzukommen, dann muss der Arzt eine Untersuchung auf Autoimmunkrankheiten vornehmen. Dabei spielen nicht nur die Blutwerte fT3, fT4 und TSH eine wichtige Rolle, sondern auch die TPO-Ak, TG-Ak und TR-Ak Werte von den Antikörpern. Die Ultraschalluntersuchung gibt ansonsten eine sehr gute Auskunft, ob Autoimmunerkrankungen der Schilddrüse der Fall sind oder nicht, da Hashimoto-Patienten beispielsweise nicht immer Antikörper haben.

Leider gibt es zwischen beiden Erkrankungen auch Mischformen, weshalb wir bei Hashimoto immer auf beide Funktionen eingehen, also auf die Überfunktion und auch auf die Unterfunktion, da sich die Symptome ja auch häufig abwechseln können.

3. Die richtige Behandlung der Hashimoto-Thyreoiditis

Hashimoto-Thyreoiditis können Sie mit der richtigen Behandlung wieder in den Griff bekommen, wenn Sie Ihre Krankheit bekämpfen. Obwohl diese Diagnose mit Sicherheit keinen Patienten zu Freudenschreien verlockt, sollte man sich trotzdem unbedingt bewusst sein, dass es leider auch sehr viele Menschen gibt, bei denen überhaupt noch keine richtige Diagnose festgestellt worden ist. Der erste Schritt für den Kampf gegen diese Autoimmunerkrankung ist deshalb erst dann möglich, wenn man sich der Krankheit bewusst ist.

In der Regel kann man sich durch die Behandlung mit Schilddrüsenhormonen in Tablettenform wieder wohler fühlen. Eine frühzeitige Therapie kann in sehr vielen Fällen zu einer kompletten Heilung beitragen. Allerdings werden bei der Hashimoto Therapie lediglich die Symptome bekämpft und nicht die eigentliche Ursache. Es ist deshalb wichtig, auf das Essverhalten zu achten, da es in unserer Nahrung ausgezeichnete Heilstoffe gibt, auf die wir dann im nächsten Kapitel noch etwas genauer eingehen werden.

Liegt lediglich eine kleine Erhöhung von Antikörpern vor, dann ist in der Regel keine spezielle Therapie erforderlich. Bei einer Unterfunktion allerdings erfolgt die Behandlung mit dem Schilddrüsenhormon. Das Ziel der Therapie ist, wieder eine normale Stoffwechseleinstellung zu erhalten. Zur Behandlung von Beschwerden wird normalerweise mit leicht erhöhten Werten von TSH angefangen. Übrigens kann sich auch Selen positiv auf Schilddrüsenkrankheiten auswirken. Größere Mengen an Jod sollten vermieden werden, da sie in einigen Fällen zu einer Verschlimmerung beitragen. Ansonsten können auch Antioxidantien oder natürlich auch andere Nahrungsergänzungsmittel für einen besseren Gesundheitszustand von großem Nutzen sein.

Ist die Hashimoto-Krankheit allerdings schon weiter fortgeschritten, dann sind andere Therapiemaßnahmen erforderlich. Bei einigen Patienten beispielsweise, ist schon fast kein Schilddrüsengewebe mehr vorhanden. In diesem Fall ist eine Behandlung mit dem Schilddrüsenhormon unerlässlich. Sind die Schilddrüsenfunktionen allerdings normal, dann sind die Hormonwerte in der Regel nicht verändert und müssen deshalb auch nicht unbedingt behandelt werden. Im Fall einer beginnenden Schilddrüsenunterfunktion steigt in erster Linie der TSH-Wert an. Die Hirnanhangdrüse versucht dadurch die Schilddrüse zu einer höheren Produktion von Hormonen anzuregen. Wenn dieses allerdings nicht mehr ausreichend ist, dann findet bei einer starken TSH Erhöhung eine gleichzeitige Verminderung der Schilddrüsenhormone statt, T3 und T4 sinken, während TSH steigt. Falls allerdings Hashimoto zuerst mit einer Überfunktion auftritt, was eigentlich eher selten ist, dann zeigen T3 und T4 höhere Werte an und der TSH-Wert ist niedriger. Hier kann nach mehreren Wochen durch eine normale Stoffwechsellage (die nur zeitweise stattfindet) eine Unterfunktion auftreten.

Für die meisten Patienten bedeutet eine Schilddrüsenunterfunktion eine lebenslange Behandlung mit Schilddrüsenhormonen, da bei nur den wenigsten Patienten eine vorübergehende Schilddrüsenfunktionsstörung der Fall ist. In diesem Fall handelt es sich nur um eine leichte TSH-Erhöhung. Der Hormonbedarf kann über Jahre hinweg gleich bleiben, allerdings nimmt der Bedarf im Laufe der Jahre auch etwas ab. Bei einer Schwangerschaft ist er selbstverständlich höher. Allerdings spielt beim genauen Bedarf vom Schilddrüsenhormon auch das Körpergewicht eine bedeutende Rolle sowie die körperlichen Aktivitäten. In der Regel können Patienten mit Hashimoto übrigens problemlos ihren Urlaub an der See verbringen, Fisch essen und in begrenzten Mengen auch jodiertes Speisesalz zu sich nehmen.

<u>Was genau bewirken die Schilddrüsenhormontabletten?</u>

Hashimoto wird in der Regel mit Schilddrüsenhormontabletten behandelt, um den Hormonmangel wieder auszugleichen. In diesem Fall ist von einer Schilddrüsenhormon-Substitution die Rede. Meistens setzten sie sich aus T4, also aus Tetrajodthyronin zusammen, was mit unserem eigenen Schilddrüsenhormon große Ähnlichkeiten hat. Im Blut wird es an die Transportproteine gebunden. Da sie auch dort gespeichert werden, beträgt die Halbwertszeit rund eine Woche. Aus dieser gespeicherten Reserve kann unser Organismus dann bei Bedarf auch das T3-Hormon bilden. Thyroxin oder T4 ist also nur für die Speicherung wichtig, da es im Prinzip auch keinen Einfluss auf unseren Stoffwechsel hat. Der Stoffwechsel wird durch das T3-Hormon aufrechterhalten, was in unseren Körperzellen in die erforderlichen Mengen umgewandelt wird. Allerdings kann es auch sein, dass bei manchen Patienten diese Umwandlung überhaupt nicht funktioniert. In diesem Fall werden in der Regel Kombinationspräparate verordnet, die beide Hormone beinhalten.

Nebenwirkungen der Schilddrüsenhormontabletten sind bei der richtigen Dosierung nicht bekannt. Eine Schilddrüsenüberfunktion kann allerdings nur dann auftreten, wenn bei Patienten mit Hashimoto viel zu viele Hormone zugeführt werden. Um die richtige Dosierung festzustellen, sind regelmäßige Kontrollen notwendig. Die Dosis wird dann nach den vorhandenen Schilddrüsenwerten im Blut angepasst. An den jeweiligen Untersuchungstagen sollten Sie allerdings keine Schilddrüsenhormone einnehmen, damit die Blutwerte auch wirklich richtig interpretiert werden können. Die Schilddrüsenhormontabletten werden in der Regel auf nüchternem Magen eingenommen, also am besten noch vor dem Frühstück. Für die Einnahme zum Trinken ist Wasser ratsam, da andere Getränke die enthaltenen Wirkstoffe blockieren können. Dies ist beispielsweise bei Kaffee, schwarzem Tee und bei einigen Patienten auch bei Milch der Fall. Wichtig ist auch, dass Sie nach der Einnahme mindestens eine halbe Stunde warten, bis Sie Nahrungsmittel zu sich nehmen. Übrigens kann die Wirkung von den Schilddrüsenhormontabletten auch durch andere Medikamente beeinträchtigt werden. Dies kann bei Magenschutztabletten sein, bei Kalzium und auch bei Tabletten, die Eisen enthalten. Es ist deshalb wichtig, dass Sie Ihren Arzt darüber informieren und ihn nach der besten Einnahmezeit fragen.

Die Schilddrüsentabletten sollten auf jeden Fall regelmäßig eingenommen werden. Wenn Sie einmal die Einnahme vergessen, so ist das normalerweise nicht schlimm, da die vorhandenen T4-Reserven im Blut eine Halbwertszeit von einer Woche haben. Allerdings sollten Sie wirklich darauf achten, dass Sie die Einnahme Ihrer Schilddrüsenhormone nicht öfter vergessen, um die Beschwerden nicht zu verschlimmern. Übrigens ist man auch nach einer Schilddrüsenoperation auf eine lebenslange Medikamenteneinnahme angewiesen.

<u>Wann ist eine Schilddrüsenoperation erforderlich?</u>

Schilddrüsenoperationen werden in Krankenhäusern oder auch in speziellen Schilddrüsenzentren ausgeführt. Bei der Operation geht es vorwiegend darum, das krankhafte Gewebe komplett zu entfernen. Sie ist im Prinzip nur dann notwendig, falls ein konkreter Verdacht auf bösartige Zellen vorhanden ist. Dies kann ein Schilddrüsenkarzinom oder auch Schilddrüsenkrebs sein. Aber auch im Fall von heißen Knoten oder bei einer Überfunktion wie im Fall der Morbus-Basedow-Erkrankung ist eine Operation angebracht. Bei einigen Patienten kann es allerdings auch vorkommen, dass die Schilddrüse sehr viele Knoten aufweist oder dass sie mittlerweile schon so groß geworden ist, dass sie auf andere Organe Druck ausübt. Auf jeden Fall sollte eine Schilddrüsenoperation genauestens mit den zuständigen Spezialisten abgeklärt werden, da sie erst einmal entscheiden müssen, ob die Schilddrüse nur teilweise operiert werden muss oder gegebenenfalls komplett entfernt wird.

Der Operationsumfang ist natürlich vom jeweiligen Krankheitsbild abhängig. Handelt es sich um die Entfernung von Knoten, so wird in der Regel nur dieser Teil oder auch der gesamte betroffene Lappen entfernt, wo die Knoten aufgetreten sind. In diesem Fall spricht man von einer Lobektomie. Sind allerdings schon beide Lappen von Knoten betroffen, dann kann die Entfernung der gesamten Schilddrüse erforderlich sein. Auch bei Morbus Basedow ist es ratsam, eine totale Thyreoidektomie durchzuführen, damit das unkontrollierte Produzieren der Schilddrüsenhormone gestoppt wird. Bei Schilddrüsenkrebs können außer der Schilddrüse auch noch Lymphknoten entfernt werden, damit sich keine weiteren bösartigen Zellen ausbreiten können.

Bei der Schilddrüsenoperation wird in den meisten Fällen in der Halsregion ein kurzer Einschnitt in die Haut durchgeführt. Die endoskopische Operation wird nur in seltenen Fällen angewendet, da die Lage der Schilddrüse dafür nicht unbedingt gut geeignet ist. Wie jede andere Operation auch, ist der Eingriff an die Schilddrüse mit einem Risiko verbunden. Es kann zu Blutergüssen an der Einschnittstelle kommen oder auch zu unerwarteten Nachblutungen, die dann einen zusätzlichen Eingriff notwendig machen. Am unteren Schilddrüsenteil verläuft unser Stimmbandnerv. Da dieser extrem dünn ist, kann er bei einer Operation leicht verletzt werden. In diesem Fall kann es zu einer vorübergehenden Heiserkeit kommen oder im schlimmsten Fall zu einer Recurresparese, also zu einer Stimmbänderlähmung.

Bei einer größeren Schilddrüsenoperation können eventuell auch die kleinen Nebenschilddrüsen verletzt werden, die mit der Schilddrüse eng verbunden und für den Haushalt von Kalzium verantwortlich sind. Da der Kalziumspiegel bei einer Beeinträchtigung dieser Nebenschilddrüsen nicht mehr ausreichend aufrechterhalten wird, sollten nach der Operation (zumindest nach den ersten Tagen) Kalziumtabletten eingenommen werden.

Nicht in jedem Fall ist eine Operation der Schilddrüse erforderlich, da als Alternative gegebenenfalls auch eine Radiojodtherapie zur Verfügung steht.

Wie funktioniert die Radiojodtherapie?

Bei Schilddrüsenkrebs wird in vielen Fällen nach der Operation die Radiojodtherapie eingesetzt, aber sie kann auch bei einer Schilddrüsenüberfunktion in Hinsicht auf einen chirurgischen Eingriff eine sinnvolle Option sein. Das Risiko der Schilddrüsenoperation kann durch die Radiojodtherapie also wegfallen, aber wie gefährlich ist diese Therapie überhaupt und für welche Patienten ist sie geeignet?

Für Hashimoto-Patienten ist die Radiojodtherapie in der Regel NICHT geeignet, da diese Behandlungsmethode vorwiegend für die Schilddrüsenüberfunktion vorgesehen ist, also für heiße Knoten und Menschen mit Morbus Basedow. Allerdings können sich durch die radioaktive Therapie die Augenprobleme verschlechtern. Auch bei Schwangeren kommt die Radiojodtherapie selbstverständlich überhaupt nicht in Frage. Bei dieser Behandlungsform müssen die Patienten eine Kapsel mit radioaktivem Jod schlucken. Die Jodmenge ist vom Gesundheitszustand abhängig, sie wird individuell auf die persönlichen Bedürfnisse abgestimmt. Diese Therapie wird vorwiegend in nuklearmedizinischen Stationen in spezialisierten Krankenhäusern durchgeführt, kann allerdings unter Umständen auch ambulant ausgeführt werden. In der Regel ist ein Krankenhausaufenthalt von einigen Tagen notwendig, was von der verabreichten Jodmenge abhängig ist. Der Vorteil von der radioaktiven Jodbehandlung ist, dass es genau die Drüsenzellen zerstören kann, die gezielt behandelt werden müssen. Die Stimmbandnerven werden dadurch nicht geschädigt. Allerdings strahlen die Patienten nach dieser Therapie leicht radioaktiv aus, weshalb sie engen Körperkontakt auf jeden Fall über mehrere Tage hinweg vermeiden sollten. Innerhalb von einigen Wochen oder Monaten kommt es dann nach der Radiojodtherapie zu der gewünschten Unterfunktion der Schilddrüse, die dann in der Regel mit den Schilddrüsenhormontabletten behandelt wird.

Thyreostatika

Thyreostatika sind Medikamente, die im Prinzip die Hormonbildung der Schilddrüsen unterdrücken, weshalb sie bei Hashimoto Thyreoiditis meistens auch nicht in Frage kommen. Die zu Beginn dieser Krankheit vorübergehende Überfunktion, die auch Hashitoxikose genannt wird, muss in den meisten Fällen nicht mit Thyreostatika behandelt werden.

Immunsuppressiva

Immunsuppressiva sind Arzneistoffe, die eine Immunsuppression bewirken, darunter versteht man, dass die normalen Funktionen von unserem Immunsystem durch die Medikamente unterdrückt werden. In der Regel sind diese Arzneimittel für Autoimmunerkrankungen geeignet, im Fall von Hashimoto sind sie allerdings vorwiegend wirkungslos.

Antioxidantien

Antioxidantien sind im Prinzip gegen alles hilfreich. Im Fall von Hashimoto wird allerdings großer Wert speziell auf Selen gelegt. Antioxidantien wirken nicht nur entzündungshemmend, sondern haben auch noch eine schützende Funktion für die Enzymsysteme und für Eiweiß. Selen muss über die Nahrung aufgenommen werden, da dieses wichtige Spurenelement von unserem Körper nicht von selbst hergestellt werden kann. Selen ist eine ideale Ergänzung zu der Hormontherapie, weshalb viele Ärzte ihren Patienten mit Hashimoto täglich eine Einnahme von 100 bis 300 Mikrogramm Selen empfehlen. Ein Selenmangel kann übrigens die Unterfunktion der Schilddrüse noch verschlechtern. Dieses Spurenelement ist für die T3- und T4-Hormone wichtig.

Auch Zink kann dazu beitragen, dass Sie Hashimoto in den Griff bekommen und sich wohler fühlen. Schon eine Einnahme von nur 20 Milligramm vermindert die hohe Infektionsanfälligkeit bei dieser Krankheit. Ansonsten können auch verschiedene Vitamine, Alpha-Liponsäure und Omega-3-Fettsäuren zu einer besseren Gesundheit beitragen und das gestörte Immunsystem wieder in das notwendige Gleichgewicht bringen.

4. Die Ernährung mit Hashimoto

Eine gesunde Ernährung trägt auch bei vielen Krankheiten zu einem besseren Wohlbefinden bei. Obwohl Hashimoto im Prinzip als unheilbar gilt, können Sie allerdings auch bei dieser Schilddrüsenkrankheiten von einer Ernährungsumstellung profitieren. Nicht umsonst sagte schon Hippokrates vor unzähligen Jahren, dass die Nahrung unser Heilmittel sein sollte.

Unsere Schilddrüse ist auf Spurenelemente angewiesen, um die Schilddrüsenhormone zu produzieren. An der Regulierung der Drüsenfunktionen sind außer Jod und Selen, Vitamin A und D sowie Eisen und Kalzium beteiligt. Ihr Spezialist für Schilddrüsen kann vorübergehend Selen verschreiben, da sich eine hohe Dosierung in der Regel bei Beginn von Hashimoto positiv auf die Antikörper auswirkt. Allerdings sollte diese Therapieform nur unter ärztlicher Aufsicht vorgenommen werden, da über die Lebensmittel alleine die benötigte Menge normalerweise nicht ausreichend ist.

Die meisten Hashimoto-Patienten haben Verdauungsprobleme sowie auch andere Symptome, die ihren Ursprung im Darm haben können. Durch ungünstige Ernährungsgewohnheiten wird bekannterweise die Darmgesundheit deutlich beeinträchtigt, was zu einem schwachen Immunsystem und zu weiteren Krankheiten mit beitragen kann. Unsere aktuelle Ernährung ist in der Regel nicht mehr natürlich, sondern mit unzähligen Zusatzstoffen angereichert. Dies können nicht nur Pestizide im Obst und Gemüse sein, sondern auch Spuren von Antibiotika im Fleisch und Fisch und künstliche Substanzen wie Konservierungsmittel oder Aromen. Es ist also kein Wunder, wenn viele Menschen im Laufe der Jahre unter immer häufigeren Unverträglichkeiten leiden. Zu den bekanntesten Allergien und Unverträglichkeiten zählen die Glutenintoleranz, Laktoseintoleranz sowie auch die Unverträglichkeit von Histamin. Bei Hashimoto wird übrigens Gluten bei den meisten Patienten überhaupt nicht mehr vertragen.

<u>Wieso sollte man Gluten bei Hashimoto vermeiden?</u>

Gluten wird natürlich nicht nur bei Hashimoto nicht mehr vertragen, da es auch bei anderen Autoimmunerkrankungen zu einer Unverträglichkeit kommen kann. Viele Forscher sind sich allerdings mittlerweile einig, dass Gluten eine der möglichen Ursachen für diese Krankheiten seim könnte. Man geht davon aus, dass alle Patienten mit autoimmunen Störungen Darmprobleme haben, da das Immunsystem hauptsächlich im Dünndarm lokalisiert ist. Einige spezielle Ärzte in den USA beschränken deshalb ihr Hauptaugenmerk immer mehr rein auf das geschädigte Immunsystem und nicht auf die medizinische Therapie der gestörten Schilddrüsenfunktionen.

Bei einem gesunden Organismus schützt unser Immunsystem vor Infektionen, die durch Parasiten, Viren oder Bakterien ausgelöst werden können. Zum Schutz werden die benötigten Antikörper hergestellt. Diese sammeln sich erst einmal in unserem Blut an, um dann effizient diese Angreifer zu vernichten, bevor wir durch diese Eingreifer krank werden können. Liegt allerdings eine Autoimmunität vor, dann reagiert unser Körper verschieden. In diesem Fall ist die Reaktion mit einer Organabstoßung vergleichbar. Ein gespendetes Organ kann beispielsweise dem Gewebe vom Empfänger nicht ausreichend ähnlich sein, so dass unser Immunsystem dann das gespendete Fremdorgan zerstört. Im Fall von Autoimmunität wird also das körpereigene Gewebe nicht anerkannt und im Verlauf der Krankheit durch die selbst hergestellten Antikörper immer weiter zerstört. Typische Autoimmunerkrankungen sind natürlich nicht nur Hashimoto Thyreoiditis, sondern auch Multiple Sklerose, Lupus, Zöliakie und rheumatoide Arthritis.

Bei Gluten handelt es sich um ein Proteingemisch. Es ist zusammen mit Stärke ein wichtiger Bestandteil von den meisten Getreidesorten. Im Weizen ist übrigens im Vergleich zu anderen Sorten sehr viel Gluten enthalten. Das beliebte Klebereiweiß zum Backen ist zwar ideal für die Herstellung von Brot oder anderen Backwaren, aber auf keinen Fall für unsere Darmgesundheit. Es bindet sich an die Wand im Dünndarm und ruft daher nicht nur Verdauungsbeschwerden hervor, sondern auch Immunstörungen! Gluten kann den Bedarf an Schilddrüsenhormonen erhöhen, wie aus relevanten Studien hervorgeht. Es besteht also ein enger Zusammenhang zwischen Autoimmunerkrankungen und Gluten, obwohl selbstverständlich auch nicht jeder Hashimoto-Patient automatisch Zöliaker sein muss. Bei den meisten Betroffenen allerdings, ist eine auffallende Glutensensibilität vorhanden. Glutenhaltige Nahrungsmittel können also dauerhafte Stresssituationen in unserem Körper auslösen, wenn unser Immunsystem bereits angegriffen ist. Übrigens können Glutenintoleranz-Tests bei Autoimmunerkrankungen auch fälschlicherweise negativ ausfallen. Grund dafür ist das geschwächte Immunsystem, wenn es nicht mehr ausreichend Antikörper herstellen kann. In diesem Fall sind die Werte der Antikörper so niedrig, dass sie bei den vorgenommenen Tests überhaupt nicht mehr sichtbar sind. Es ist deshalb sehr wichtig, bei Hashimoto Thyreoiditis (oder auch bei anderen Autoimmunerkrankungen) auf Gluten zu verzichten.

<u>In welchen Lebensmitteln ist Gluten enthalten?</u>

- Weizen

- Hafer

- Gerste

- Roggen

- Dinkel

- Grünkern

Allerdings können viele Nahrungsmittel auch verstecktes Gluten beinhalten, es ist also nicht alleine ausreichend, auf die oben aufgeführten Getreidesorten zu verzichten. Der Eiweißkleber kann auch in vielen Fertiggerichten enthalten sein, in gebundenen Soßen und Suppen, in Puddings, Süßigkeiten, in Milchprodukten, Gewürzmischungen, im Aufschnitt und in den Würstchen sowie auch im Senf oder Ketchup. Auch in Fischerzeugnissen, im Paniermehl, in Nudeln und im Bier kann übrigens Gluten vorkommen. Auf glutenhaltige Lebensmittel können Sie im Prinzip problemlos verzichten, da Sie die enthaltenen Nährstoffe auch über glutenfreie Alternativen zuführen können. Dazu zählen beispielsweise Quinoa, Amaranth, Buchweizen, Hirse und Naturreis. Aber auch Kartoffeln und Süßkartoffeln sind eine hervorragende und vor allem ungefährliche Option, sich glutenfrei zu ernähren.

Wie sieht es mit Milchprodukten bei Hashimoto aus?

Obwohl Milch und Milchprodukte im Vergleich zu Gluten seltener in Verbindung gebracht wird, kann eine milchfreie Ernährung ebenfalls zu einer deutlichen Besserung der Beschwerden beitragen. Allerdings ist es in diesem Fall in erster Linie von Ihrer eigenen Empfindlichkeit abhängig und natürlich auch von den Essgewohnheiten. Wenn Sie beispielsweise daran gewöhnt sind, täglich einen Liter Milch zu trinken oder sehr viel Joghurt zu verzehren, dann kann es durchaus sinnvoll sein, eine milchfreie Ernährung einfach einmal über mehrere Wochen auszuprobieren. Sie werden dann in der Regel selbst feststellen können, ob Sie sich in diesem begrenztem Zeitraum dann viel besser fühlen oder nicht. In dieser Hinsicht gibt es noch keine offiziellen Studien, die bestätigen, dass die milchfreie Ernährung die Lebensqualität bei Hashimoto-Patienten deutlich verbessern kann. Bestätigt ist allerdings, dass Milchprodukte die Hormone der Schilddrüsen hemmen können, weshalb die Schilddrüsenhormone als Tablettentherapie nie zusammen mit Milch eingenommen werden dürfen! Studien ergaben, dass bei einer gleichzeitigen Tabletteneinnahme mit Milch, weitaus weniger L-Thyroxdin im Blut vorhanden war, als bei der Tabletteneinnahme mit Wasser.

Ist Soja bei Hashimoto problematisch?

Sojaprodukte sollen bei Schilddrüsenstörungen überhaupt nicht empfehlenswert sein, da sie angeblich Schilddrüsenkrebs verursachen können. Aus Sojabohnen werden Sojamilch hergestellt, Sojaburger, Sojawürstchen, Sojaschnitzel und auch Sojasahne oder Eis. In diesem Nahrungsmittel sind allerdings wie bei vielen Kohlarten auch, strumigene Substanzen enthalten, die auch Goitrogene genannt werden. Dabei handelt es sich um Stoffe, die einen Kropf oder eine Vergrößerung der Schilddrüse hervorrufen können. Im Prinzip sollten allerdings bei einem „normalen" Konsum von Sojaprodukten auch keine gesundheitlichen Probleme entstehen. Es kann zu Beschwerden kommen, wenn man beispielsweise hohe Dosierungen von Nahrungsergänzungsmitteln mit Soja oder mit Isoflavone konsumiert.

Wenn Sie Zweifel haben, ob Sie ein gewisses Lebensmittel nicht vertragen, dann können Sie dieses für einige Tage aus Ihrem Ernährungsplan streichen. Es lohnt sich, wenn Sie ein Tagebuch über Ihre Ernährung führen und dort nicht nur alle Speisen festhalten, sondern auch Ihre Symptome. Damit werden Sie es viel leichter haben, mögliche Unverträglichkeiten festzustellen.

Den Blutzuckerspiegel konstant halten

Damit Sie Hashimoto in den Griff bekommen ist es wichtig, auf Ihren Blutzuckerspiegel zu achten. Dieser sollte möglichst konstant gehalten werden, da häufige Blutzuckerschwankungen für die Schilddrüse eine große Belastung sind. Lebensmittel, die den Blutzucker stark ansteigen lassen, sind beispielsweise stärkehaltige Produkte wie Nudeln und Reis. Aber auch Zucker, Schokolade oder Softdrinks sind bei Hashimoto nicht geeignet. Heißhungerattacken sind übrigens nicht nur bei Hashimoto normal. Sie brauchen sich deshalb also auch überhaupt nicht wundern, wenn Sie sich nach Süßigkeiten, Kuchen, Keksen oder nach süßem Obst sehnen. Allerdings führt der Konsum von diesen Lebensmitteln zu einem richtigen Teufelskreis. Geben Sie dem inneren Drang nach, dann kommt es zwar für eine kurze Zeit zu einer kleinen

Erleichterung in Hinsicht auf die Heißhungerattacke, aber kurz darauf kommt es dann auch meistens zur Hypoglykämie, also zu einer Unterzuckerung, die dann nur wieder die nächste Heißhungerattacke auslösen wird. Eine Lösung hierzu ist, wenn Sie statt süßen Sachen einfach auf mehr Fett achten. Hochwertiges Kokosfett kann hierzu eine gute Abhilfe schaffen, da es für Energie sorgt und gleichzeitig auch noch die Fettverbrennung ankurbelt.

<u>Was darf ich überhaupt noch Essen?</u>

Es ist absolut verständlich, wenn Sie sich jetzt zu diesem Zeitpunkt diese Frage stellen, denn es ist sicherlich nicht einfach, von heute auf morgen auf glutenhaltige Lebensmittel, auf Zucker und gegebenenfalls auch noch auf Milchprodukte zu verzichten. Allerdings werden Sie sich sicherlich viel besser fühlen, wenn Sie diese Lebensmittelgruppe auslassen. Es gibt zahlreiche gesündere Alternativen, damit Sie Hashimoto in den Griff bekommen und sich wieder fit und wohl fühlen können.

Es ist empfehlenswert, auf so gut wie alle industriellen Lebensmittel zu verzichten und sich vorwiegend von natürlichen Nahrungsmitteln zu ernähren, also hauptsächlich von Fisch, Fleisch, Obst und mit Gemüse. Mit dieser Ernährung versorgen Sie Ihren Körper mit hochwertigen Nährstoffen, also mit den notwendigen Proteinen, Kohlenhydraten und Fetten.

Im Prinzip können Sie sich erst einmal an der Hashimoto-Lebensmitteltabelle orientieren und dann selbst Ihre Verträglichkeit ausprobieren.

Lebensmittel	Empfehlenswerte Produkte
Gemüse	alle Gemüsesorten, außer Kohlgemüse
Obst	fast alles, außer süßen Obstsorten
Getreide	nur glutenfreies Pseudogetreide
Fleisch	Geflügel, Schweinefleisch, Rinderfleisch
Wurst	magerer Schinken, Putenbrustaufschnitt
Milchprodukte	Buttermilch, Naturjoghurt
Eier	wenn, dann nur in Bio-Qualität
Fisch	Hering, Heilbutt, Scholle, Thunfisch
Fett und Öl	pflanzliche Öle wie Olivenöl, Rapsöl, Kokosfett
Hülsenfrüchte	nur in begrenzten Mengen!

Aus zahlreichen, sehr interessanten Erfahrungsberichten geht hervor, dass bei vielen Hashimoto-Patienten die Symptome trotz strengster Diäten nicht verbessert werden konnten. Es kann deshalb ratsam sein, auf bestimmte Lieblingsgerichte nicht so ohne Weiteres zu verzichten. Auch ist schon alleine der Begriff „Diät" mit Verboten oder Einschränkungen verbunden. Wer sich diszipliniert gegen bestimme Gelüste wehrt, muss sich also nur noch mit weiteren Stresssituationen auseinandersetzen. Stress spielt eine sehr große Rolle bei den meisten Krankheiten. Je mehr wir unter Stress stehen, desto schlimmer sind auch die Beschwerden. Es kann deshalb wirklich ratsam sein, sich in Hinsicht der Ernährung auch ab und zu etwas Besonderes zu gönnen, um nicht mit ständigem Verzicht leben zu müssen. Je ruhiger wir uns bei Hashimoto fühlen, desto besser. Selbstverständlich sollten die sogenannten „kleinen Sünden" auch nicht unbedingt gleich überhandnehmen, da man diese Krankheit in den Griff bekommen muss. Der Hashimoto-Ernährungsplan sollte sich deshalb unbedingt vorwiegend aus natürlichen Nahrungsmitteln zusammensetzen und nicht aus industriell hergestellten Produkten.

Unser Körper ist auf Energie, bioaktive Substanzen und auch auf essentielle Mikronährstoffe angewiesen, um perfekt funktionieren zu können. Ideal sind also Eier (in Bioqualität), Olivenöl, Kokosöl, Butter sowie auch Fischöl, stärkehaltige Produkte wie Kartoffeln und Süßkartoffeln, Gemüse, Salate, Obst, Fisch, Geflügel und mageres Fleisch. Aber auch konzentrierte Beerensäfte, Aminosäuren und Proteinpulver können dazu beitragen, dass Sie Hashimoto in den Griff bekommen und sich wieder fit und gesund fühlen.

Es ist also nicht unbedingt notwendig, dass Sie sich an eine strenge ketogene Diät halten, an das Low-Carb-Konzept oder strikt nach Paleo. Sie sollten sich bei der Hashimoto-Ernährung einen Spielraum lassen und ein Ernährungsbuch führen. Übrigens kann auch Granatapfelsaft, bioaktives Whey-Protein und Nahrungsergänzungsmittel in Form von Mikronährstoffen zu einer Heilung oder zumindest zu einer Linderung der Beschwerden beitragen.

5. Helfen Nahrungsergänzungsmittel?

Nahrungsergänzungsmittel sind ein heißdiskutiertes Thema, da viele Menschen der Meinung sind, dass sich der tägliche Nährstoffbedarf in der Regel gut durch eine ausgewogene Ernährung ausgleichen lässt. Allerdings ist dies heutzutage sicherlich nicht mehr der Fall, da heutzutage kaum noch lebenswichtige Mikronährstoffe in unserem Essen enthalten sind. Für eine optimale Schilddrüsenfunktion sind wir auf Magensäure angewiesen, auf Vitamin A, B-Vitamine, Vitamin E, Eisen Selen, Jod, Kalium und Zink. Aber auch Vitamin D ist ein wichtiger Nährstoff, der für eine reibungslose Darmfunktion sorgt sowie den Nebennieren und der Leber bei ihrer schweren Arbeit behilflich ist. Sehr viele Hashimoto-Patienten leiden übrigens an einem deutlichen Mangel von Vitamin B12, Vitamin D, Vitamin E, Ferritin, Selen, Zink und an Magensäure, weshalb wir etwas näher auf diese Nährstoffe eingehen werden.

Optimalwerte sind natürlich von mehreren Faktoren wie beispielsweise dem Alter und dem Gewicht abhängig. Anhaltspunkte für normale Werte der Nährstoffe sind:

Vitamin B12	800 bis 1000 pg/ml
Vitamin D	80 ng/ml
Ferritin	100 ng/ml
Magnesium	1,1 mmol/l
Selen	150 mcg/l
Zink	18 mcol/l

Ein Mangel an Magensäure lässt sich beispielsweise sehr gut durch Betain mit Pepsin beheben. Unterstützend wirken also Probiotika, Verdauungsenzyme und Säuresupplemente. Diese Nahrungsergänzungsmittel sorgen dafür, dass man sich wieder wohler fühlt und nach dem Essen auch nicht mehr so müde ist. Die Magensäureproduktion wird durch die Verdauungsenzyme angeregt, damit können auch mehr Nährstoffe in unseren Organismus aufgenommen werden. Übrigens sind auch Zitronensaft oder Apfelessig optimal, um die Säureproduktion zu unterstützen. Produziert unser Körper wieder ausreichend Säure im Magen, dann sind natürlich auch keine Verdauungsenzyme mehr nötig.

Hashimoto-Patienten haben eine schlechte Nahrungsmittelaufnahme, weshalb es auch zu Mangelerscheinungen kommt, die für zahlreiche Probleme und Symptome verantwortlich sind. Mit einer ausgewogenen Ernährung und Nahrungsergänzungsmitteln können Sie allerdings Hashimoto in den Griff bekommen. Die orthomolekulare Medizin geht davon aus, dass bei den meisten Krankheiten ein gestörter Stoffwechsel und ein Mangel an Nährstoffen vorliegt. Schon ganz kleine Störungen in unserem Organismus können zu Kettenreaktionen führen, die zu gesundheitlichen Beschwerden und Krankheiten beitragen. Eine nährstoffarme Ernährung und eine hohe Belastung in Hinsicht auf Toxine und Giftstoffe sind in der heutigen Zeit auch keine Seltenheit. Man geht davon aus, dass diese Faktoren für sehr viele Krankheiten zuständig sind. Mittlerweile sind viele Therapeuten der Meinung, dass diverse Krankheiten nicht nur mit Medikamenten behandelt werden sollten, sondern dass es weitaus sinnvoller ist, sich um das vorhandene Nährstoffdefizit zu kümmern. Allerdings ist in vielen Fällen nicht nur ein einziger Nährstoff wichtig, sondern eine Kombination von verschiedenen Präparaten. Das Problem ist, dass durch einen einfachen Bluttest die einzelnen Nährstoffmangelerscheinungen aber auch nicht konkret festgestellt werden können, weshalb man sich unbedingt an erfahrene Therapeuten in diesem Aufgabengebiet wenden sollte.

Vitamin B12 bei Hashimoto

Vitamin B12 wird mittlerweile bei vielen Krankheiten erfolgreich zur Therapie eingesetzt, da dieses vielseitige Vitamin auch an zahlreichen Stoffwechselprozessen beteiligt ist. Vitamin B12 beeinflusst die Blut- und DNA-Bildung, es unterstützt die Enzym- und Genregulation, die Energiegewinnung, die Zellteilung und es spielt auch bei der Synthese von Hormonen und Botenstoffe eine bedeutende Rolle. Allerdings ist auch bekannt, dass zahlreiche Krankheiten nicht nur den Stoffwechsel von diesem Vitamin beeinflussen, sondern auch die Aufnahme. Dies ist vorwiegend bei Magen- und Darmproblemen der Fall, weshalb auch bei vielen Krankheiten ein sichtbarer Mangel an B12 vorliegt. Unser Bedarf an B12 ist bei Krankheiten höher, bei Medikamenteneinnahme sowie auch bei körperlichem und emotionalem Stress. Je gestresster wir uns fühlen, desto höher ist also unser Bedarf am Vitamin B12.

Vitamin B12 wird erfolgreich bei Schlafstörungen verwendet, bei Bipolaren Störungen, Psychosen, Depressionen und Alzheimer, bei Nervenschmerzen und Rückenschmerzen, Multiple Sklerose, Fibromyalgie, bei Stoffwechselkrankheiten, Krebs, Anämie, AIDS, Darmerkrankungen, Hepatitis, Hautproblemen, Herz- und Kreislaufproblemen sowie auch bei Hashimoto! Es ist also für unsere Gesundheit ein extrem wichtiges Vitamin. Vitamin B12 ist in hohen Konzentrationen in der Leber und anderen Organen vorhanden, aber auch in Fleisch und weiteren tierischen Nahrungsmitteln. In pflanzlicher Nahrung ist die Alge Chlorella ein guter Vitamin-B12-Lieferant. Eine Spritzenkur mit Vitamin B12 kann empfehlenswert sein, wenn im Magen-Darm-Trakt die Nährstoffaufnahme gestört ist. Ansonsten ist dieser wichtige Nährstoff auch in sublingualer Flüssigkeit erhältlich sowie natürlich auch in Tabletten oder Kapseln. Wenn Sie unter Konzentrationsschwäche leiden, unter Müdigkeit, einer Neigung zum Stolpern und Schwindel, dann ist es ratsam, den Holo-TC-Wert im Blut feststellen zu lassen.

<u>Vitamin D bei Hashimoto</u>

Vitamin D ist ebenfalls in der Nährstofftherapie sehr wichtig. Es spielt eine bedeutende Rolle beim Knochenaufbau sowie auch bei der Regulierung vom Kalziumspiegel im Blut. Unser Körper kann dieses Vitamin mit Hilfe von UV-B-Strahlung selber in der Haut bilden. Im Prinzip ist es allerdings kein Vitamin, da es wie ein Prohormon funktioniert und zu Calcitriol verwandelt wird. Ein Mangel an Vitamin D kann das Risiko von Autoimmunerkrankungen, Krebs, kardiovaskulären Beschwerden und Infektionskrankheiten erhöhen. Eine nährstoffarme Ernährung, Menschen über 60 und mangelnde Sonneneinstrahlung können zu einem Mangel an Vitamin D führen. Die möglichen Symptome, die auf einen Mangel hinweisen können, sind unter anderen Verstopfung, Muskelschmerzen, Muskelschwäche und Knochenschmerzen. Viele Menschen halten sich im Sommer zwar durchaus im Freien auf, aber sie blockieren die UV-Bestrahlung mit allen Arten von Sonnenschutzmitteln, weshalb Vitamin D in diesem Fall auch schlecht aufgenommen werden kann. Vitamin D ist in der

Nahrung vorwiegend in Fisch enthalten, aber auch Eier und Butter enthalten geringe Mengen. Die meisten Patienten mit Hashimoto leiden auch unter einem niedrigen Vitamin-D-Spiegel, die Normalwerte liegen zwischen 60 und 80 Nanogramm/Milliliter, damit das Immunsystem problemlos funktionieren kann. Viele Hashimoto-Betroffene konnten bei einem Strandurlaub und einer längeren Aussetzung in der Sonne ihre Beschwerden kurzfristig lindern. Wenn das auch bei Ihnen der Fall ist, dann sollen Sie damit weitermachen und sich auch für eine orale Substitution von Vitamin D entschließen. Es gibt übrigens mehrere bekannte Fälle, bei denen es alleine durch die Einnahme von Vitamin D zu einer vollständigen Heilung von Autoimmunerkrankungen kam!

<u>Was bewirkt Ferritin bei Hashimoto?</u>

Ferritin ist im Prinzip nichts anderes, als ein Eiweiß, das für die Eisenspeicherung zuständig ist. Diese Werte werden in der Regel bei Verdacht auf Anämie im Blutserum gemessen. Es handelt sich dabei also um ein Eisenspeicherprotein. Es wird hauptsächlich in der Leber, im Knochenmark und in der Milz gebildet. Der Ferritinspiegel hängt ebenfalls vom Geschlecht und vom Alter ab, da im Kindesalter die niedrigsten Werte vorhanden und im fortgeschrittenem Alter die Werte am höchsten sind. Eisenmangel führt zu einem niedrigen Ferritinwert. Die Ursache hierfür kann an einer Glutenunverträglichkeit liegen, an starken Blutungen, Magengeschwüren oder an Autoimmunerkrankungen. Meistens kann ein Ferritinmangel auf Erkrankungen im Verdauungstrakt zurückzuführen sein, da in diesem Fall die Eisenaufnahme oder natürlich auch die gesamte Nährstoffaufnahme gestört ist. Eisen ist aber für unseren Körper notwendig, da es sich dabei um ein lebenswichtiges Spurenelement handelt, welches in unserem Organismus an vielen Reaktionen und Funktionen beteiligt ist. Frauen haben übrigens einen höheren Bedarf an Eisen als Männer. Mögliche Hinweise auf einen Eisenmangel sind ständige Müdigkeit, eine blasse Gesichtsfarbe, eingerissene Mundwinkel sowie auch häufiges Frösteln, was auch mit den Symptomen von Hashimoto übereinstimmt! Aber auch Magen- und Darmbeschwerden, Zungenbrennen, stumpfes Haar und Herzklopfen können auf einen Eisenmangel zurückzuführen sein. Eisen ist in fast allen pflanzlichen und tierischen Lebensmitteln vorhanden, wobei tierische Quellen fast unbeschränkt von unserem Körper verwertet werden können. Die besten Lieferanten für Eisen sind Leber, Fleisch und auch Wurstwaren, aber auch Vollkorngetreide, Nüsse und Hülsenfrüchte sind gute Quellen. Damit die Schilddrüsen optimal funktionieren können, sollte der Ferritinspiegel zwischen 90 und 110 Nanogramm/Milliliter betragen. Eisentabletten sind übrigens nicht unbedingt ratsam für Hashimoto-Patienten, da sie in der Regel schwerer verwertet werden und auch noch zusätzliche Magen- und Darmbeschwerden verursachen können. Es ist empfehlenswert, sich direkt nach Ferritinpräparaten umzusehen oder die Wirksamkeit durch die Einnahme von Vitamin C zu verstärken! Frauen, die unter verstärktem Haarausfall leiden, sollten ebenfalls sicherheitshalber ihren Ferritinspiegel feststellen lassen, da er nicht nur bei Hashimoto Thyreoiditis eine wichtige Rolle spielt.

Hilft Magnesium gegen Hashimoto?

Magnesium ist für unseren Körper ein sehr wichtiger Mineralstoff, da es für die Muskeln, Nerven und Energieproduktion benötigt wird. Ein Magnesiummangel drückt sich in häufigen Muskelkrämpfen, Muskelzuckungen, Schweißausbrüchen, Herzrasen und Bluthochdruck aus. Magnesium hat unter anderem einen sehr beruhigenden Effekt auf unser Nervensystem, weshalb durch eine gezielte Einnahme Schlafstörungen vermindert werden, man sich allgemeiner ruhiger und wohler fühlt sowie auch das Stresslevel deutlich gemindert wird. Auch Depressionen können durch Magnesium bekämpft werden, da es unsere Hirnfunktionen nachweislich verbessert, was wiederum zu einem besseren Erinnerungs- und Leistungsvermögen beiträgt. Magnesium setzt unter anderem auch Serotonin frei, ein wichtiger Botenstoff der uns in gute Stimmung bringt. Dieser wichtige Mineralstoff ist für alle Körperzellen so gut wie unverzichtbar. Eine salzreiche Ernährung, der Konsum von Alkohol und Nikotin sowie auch eine langfristige Medikamenteneinnahme können zu einem deutlichen Mangel führen. Enthalten ist Magnesium vorwiegend in Bananen, in grünem Gemüse, in Kartoffeln, Nüssen und Hülsenfrüchten. Auch im Mineralwasser oder im Leitungswasser ist Magnesium in kleinen Mengen vorhanden. Allerdings ist auch durch eine gesunde Ernährung noch lange keine optimale Magnesiumversorgung gewährleistet, da bei einer länger anhaltenden Schilddrüsenunterfunktion nicht ausreichend Magnesium aufgenommen werden kann. Obwohl durch die Einnahme von Thyroxin die Zellaufnahme von Magnesium verbessert werden kann, wird dabei die Stoffwechselanregung aktiviert, was die Ausscheidung von diesem Mineralstoff fördert. Es ist bei Hashimoto empfehlenswert, an eine zusätzliche Einnahme von Magnesium als Nahrungsergänzungsmittel zu denken, da sich die Mangelsymptome mit den Beschwerden von Hashimoto schlecht abgrenzen lassen. Auch gibt es zahlreiche Studien die nachweisen, dass vorhandene Symptome durch die Einnahme von Magnesium gelindert und geheilt werden konnten.

Selen als Therapie für Hashimoto

Selen ist ein Spurenelement, was mit der Schilddrüse in enger Verbindung steht, da vor allem im Schilddrüsengewebe hohe Konzentrationen davon enthalten sind. Die Einnahme von Selen wird deshalb auch von der Schulmedizin zusätzlich zum Schilddrüsenhormon empfohlen. In der Regel liegt die empfohlene Dosis bei 200 Mikrogramm täglich. Selen kann angeblich die Antikörper bei Hashimoto reduzieren, weshalb es bei einer längeren Einnahme aber auch die benötigte Dosis vom Schilddrüsenhormon verringern könnte. Allerdings sollte Selen nicht zusammen mit Vitamin C eingenommen werden, da dadurch die enthaltenen Wirkstoffe gestoppt oder inaktiviert werden. Ein Mangel an Selen kann die Schilddrüsenzellen beschädigen sowie auch zu einer Konversionsstörung beitragen. Die Therapie mit Selen ist allerdings nicht für alle Krankheiten ratsam. Im Fall von Hashimoto-Patienten konnte allerdings in Versuchsstudien eine deutliche Besserung bei über der Hälfte der untersuchten Patientengruppe festgestellt werden. Die Entzündungsreaktionen gingen bei einer langfristigen Einnahme zurück, da Selen mit zu den wichtigsten Antioxidantien zählt, die unseren Körper vor freien Radikalen schützen. Zahlreiche Krankheiten werden übrigens durch chronische Entzündungsprozesse gefördert wie im Fall von Arthritis, Schilddrüsenentzündung und auch bei Colitis Ulcerosa. Auf jeden Fall sollte man Selen nicht mit Selbstversuchen anwenden, sondern erst einmal den zuständigen Arzt um Rat fragen. Selen ist ansonsten ein gutes Mittel, um unseren Körper von Schwermetallen zu entgiften und den Körper vor chronischer Giftbelastung zu schützen, weshalb es auch als Krebsschutz eingenommen wird. Der Selenspiegel wird mit einer Vollblut-Untersuchung festgestellt. Mit einer täglichen Einnahme von Selen können sich zahlreiche Beschwerden lindern und die Belastbarkeit verbessern, die Stimmung, Allergien, Gelenkbeschwerden und auch die Konzentrationsfähigkeit. Allerdings sprechen auch nicht alle Patienten mit Hashimoto auf eine Therapie mit Selen an.

<u>Zink bei Hashimoto</u>

Auch eine gezielte Einnahme von Zink kann bei Hashimoto-Patienten durchaus sinnvoll sein. Die empfohlene Dosierung liegt bei 20 Milligramm pro Tag. Das lebensnotwendige Spurenelement ist Bestandteil von über 300 Enzymen, es ist für unsere Knochenbildung, für das Gewebe und auch für das Immunsystem sehr wichtig. Zink ist allerdings auch an der Blutzuckerregulierung, an der Wundheilung, Entgiftung, Schilddrüsenfunktion und am Stoffwechsel von Insulin beteiligt. Durch einen Mangel an Zink kann der Proteinstoffwechsel verlangsamt werden, da die Umwandlung von T4 verhindert wird. Aber auch für die TSH-Bildung ist unser Organismus auf Zink angewiesen. Gute Zinklieferanten sind Austern, Hummer, Leber, Rindfleisch, Schweinefleisch und Hühnchen. Bei Zöliakie oder bei einem beschädigten Darm ist die Zinkaufnahme gestört, weshalb es bei Hashimoto durchaus zu einem Zinkmangel kommen kann. Unsere Bauchspeicheldrüse und die Darmschleimhaut sind auf größere Mengen von diesem wichtigen Spurenelement angewiesen, um den Entgiftungsprozess und die Verdauung optimal zu gewährleisten. Mit seiner entzündungshemmenden Wirkung kann das Spurenelement also den Autoimmunprozess bei Hashimoto Thyreoiditis verringern. Die Einnahme von Zink wirkt sich übrigens nicht nur positiv bei Infektionen aus, sondern auch auf das Allgemeinbefinden der Patienten. Eine gezielte Einnahme von Zink kann deshalb ebenfalls ratsam sein, um Ihre Beschwerden zu lindern.

<u>Wie sieht es mit Omega-3-Fettsäuren aus?</u>

Omega-3-Fettsäuren zählen mit zu den besten Optionen bei Autoimmunerkrankungen. Die essentiellen Fettsäuren sind in fetten Fischsorten enthalten, im Chia-Samen und natürlich auch in hochwertigen Pflanzenölen wie im Lein- oder im Hanföl. Omega-3-Fettsäuren sind für die Hormonproduktion wichtig, als Schutz vor Infektionskrankheiten, für unsere Abwehrzellen und für den Zellstoffwechsel. Sie tragen aber auch zur Eiweißsynthese mit bei, für den Schmierstoff unserer Gelenke und auch zu einem besseren Haut- und Haarbild. Omega-3 ist allerdings auch dafür bekannt, dass es unser Herz- und Kreislaufsystem schützen kann. Es reguliert den Blutzuckerspiegel und senkt die Fettwerte, es verbessert die Fließeigenschaften unseres Blutes und beugt deshalb auch Thrombose vor. In Hinsicht auf Hashimoto ist allerdings vorwiegend die entzündungshemmende Eigenschaft interessant, da mögliche Infekte auf unterschiedliche Wege reduziert werden können. Omega-3 bringt das Hormonsystem wieder in das notwendige Gleichgewicht und normalisiert dadurch auch den gestörten Stoffwechsel. Es ist klar, dass dadurch auch das Immunsystem unterstützt und gestärkt wird. Da Hashimoto-Patienten gegebenenfalls auch unter Augenproblemen leiden, können Omega-3-Fettsäuren auch in dieser

Beziehung zu einer Linderung beitragen, da die Augen durch eine gezielte Einnahme besser geschützt werden. Auch ist eine positive Wirkung bei Schlafstörungen bekannt. Nahrungsergänzungsmittel mit Omega-3-Fettsäuren können also ebenfalls die typischen Beschwerden von Hashimoto verringern, da nur alleine mit Leinöl oder fettem Fisch der notwendige Bedarf über einen längeren Zeitraum nicht gedeckt werden kann.

In vielen Fällen fühlen sich Hashimoto-Patienten mit der schulmedizinischen Behandlung leider überhaupt nicht besser. Grund dafür kann ein gravierender Mangel an Vitalstoffen sein, der von vielen Ärzten nicht beachtet wird. Auch können die Betroffenen noch unter anderen Begleiterkrankungen leiden, die bis jetzt noch nicht erkannt wurden. Fest steht auch, dass in der traditionellen Medizin lediglich die Beschwerden gelindert werden, aber nicht die eigentliche Ursache. Nahrungsergänzungsmittel können deshalb sehr viel dazu beitragen, Hashimoto in den Griff zu bekommen. Sie können damit nicht nur Ihre Krankheit bekämpfen, sondern sich durchaus auch wieder fit fühlen. Allerdings sollte auch erwähnt werden, dass die aufgeführten Informationen natürlich auch keine ärztliche Behandlung ersetzen und die erwähnten Nahrungsergänzungsmittel auch keine eindeutige Heilung in allen Fällen versprechen können. Da die Europäische-Health-Claims-Verordnung verbietet, Werbung für die gesundheitliche Wirkung von Nahrungsergänzungsmittel und für Lebensmittel zu machen, ist es ratsam, wenn Sie die erwähnten Informationen und Anregungen mit Ihrem Arzt besprechen.

6. Kinderwunsch und Schwangerschaft mit Hashimoto

Die Schilddrüsenhormone spielen in der Schwangerschaft eine wichtige Rolle. Befinden sie sich im Normbereich, dann brauchen Sie sich in der Regel auch keine Sorgen zu machen. Ist das allerdings nicht der Fall, dann sollten Sie auf wichtige Faktoren achten, wenn Sie schwanger werden möchten oder natürlich auch um Komplikationen im weiteren Verlauf schon frühzeitig zu vermeiden. Es kann durchaus möglich sein, dass man bei Hashimoto Thyreoiditis überhaupt nicht schwanger wird. Wenn eine Schwangerschaft geplant ist, dann müssen die Schilddrüsenwerte im Referenzbereich sein, da zu hohe oder auch zu niedrige TSH-, fT3- und fT4-Werte den Zyklus negativ beeinträchtigen. Bei Kinderwunsch wird in der Regel der TSH-Wert auf 0,3 und 1,0 festgelegt, wobei T3 und T4 nicht erhöht sein sollten. Höhere Werte im Normbereich sind zwar tolerabel, aber nicht unbedingt empfehlenswert.

In der Schwangerschaft kommt es zu viel mehr Stoffwechselvorgängen als im „normalen Zustand". Es besteht deshalb meistens auch ein höherer Bedarf an Schilddrüsenhormonen. Die jeweilige Dosis der Hormone sollte auf jeden Fall schon frühzeitig angepasst werden, also nicht erst, wenn bereits eine Schilddrüsenunterfunktion feststeht. Dadurch wird verhindert, dass das ungeborene Kind unter der Schilddrüsenunterfunktion der Mutter leiden muss. In den meisten Fällen wird die übliche Dosis von Thyroxin um 25 Mikrogramm heraufgesetzt.

Eine Schwangerschaft als Hashimoto-Patientin sollte auf jeden Fall von einem erfahrenen Spezialisten begleitet werden, da der Hormonspiegel in regelmäßigen Abständen kontrolliert werden muss.

Aufpassen heißt es allerdings bei der Jodzufuhr, da sich bei einer zu hohen Dosierung die Schilddrüsenentzündung verschlimmern und es bei einer zu geringen Jodzufuhr zu großen Schäden für das Baby kommen kann. Die Auswirkungen können leider meistens erst nach der Geburt festgestellt werden, auch kann eine geringe Jodzufuhr fatal für das Kind sein. Es ist deshalb wichtig, dass Sie möglichst alle vier Wochen Ihren Jodbedarf durch einen Urintest messen lassen. Bestehen Zweifel, ob eine höhere Jodzufuhr notwendig ist oder nicht, dann wird normalerweise bei Hashimoto Thyreoiditis zu einer höheren Dosis geraten. Obwohl sich dadurch die Krankheit verschlechtern kann, stellt dies zumindest für das Ungeborene keine Gefahr dar. Auch kann dadurch die Thyroxindosis besser angepasst werden.

Im Prinzip brauchen Sie sich aber als Hashimoto-Patient keine zu großen Sorgen über Ihre Krankheit in der Schwangerschaft machen, da bei den meisten Betroffenen die sonst so typischen Symptome deutlich vermindert sind. Grund dafür ist Progesteron, das sogenannte Schwangerschaftshormon. Dieses weibliche Geschlechtshormon zählt mit zu den Steroidhormonen. Es wird vorwiegend in der Plazenta während der Schwangerschaft gebildet und zu einem kleinen Teil auch in der Nebennierenrinde. Progesteron ist übrigens auch für die Bildung von Testosteron und Östrogen von Bedeutung. Ansonsten wird Progesteron auch im Menstruationszyklus hergestellt. In unserem Organismus wird es übrigens aus Cholesterin umgewandelt.

Die Progesteron-Werte sind in der Menstruation viel höher als gewöhnlich. In der ersten Zyklushälfte liegen die Normwerte bei höchstens 0,3 Mikrogramm pro Liter. In der zweiten Zyklushälfte können sie allerdings auf 15,9 Mikrogramm pro Liter ansteigen. In der Schwangerschaft sind diese Normwerte sogar noch auffälliger. Im ersten Drittel der Schwangerschaft können sich die Progesteron-Werte auf bis zu 147,3 Mikrogramm pro Liter erhöht werden, im letzten Drittel sogar auf bis zu 242,5 Mikrogramm pro Liter. Übrigens kann auch ein Tumor in den Eierstöcken oder andere Krankheiten wie das adrenogenitale Syndrom zu diesen hohen Werten beitragen.

Sind die Werte von Progesteron zu niedrig, dann ist in der Regel die gewünschte Schwangerschaft nicht möglich. Auch können in diesem Fall häufige Zyklusstörungen auftreten. Wenn die Werte generell sehr niedrig sind, dann kann bei Kinderwunsch eine zusätzliche Gabe von Progesteron notwendig sein, da die Schwangerschaft ansonsten unmöglich ist oder auch erschwert werden kann, da das Risiko für Fehlgeburten in diesem Fall sehr hoch ist. Progesteron hilft die Schwangerschaft zu erhalten. In den Wechseljahren sinken die Progesteron-Werte auf rund 0,2 Mikrogramm pro Liter, was ungefähr der Hormon-Konzentration von Männern entspricht. Angeblich kann es bei niedrigen Progesteron-Werten zu den typischen Beschwerden der Wechseljahre kommen, die aber durch eine Hormonersatztherapie reduziert oder geheilt werden können. Eine zu hohe Dosierung von Progesteron kann zu Kopfschmerzen, Gewichtszunahme und auch zu Unregelmäßigkeiten der Menstruation führen. Ein Mangel an Progesteron kann in den Wechseljahren vorliegen, bei der Eileiterschwangerschaft sowie auch bei der Corpus-luteum Insuffizienz, eine Gelbkörperschwäche. Aber auch Myome, Zyklusstörungen, lang anhaltende Blutungen und das prämenstruelle Syndrom können mit einem Mangel an Progesteron zusammenhängen.

In der Schwangerschaft allerdings, wird vom Gelbkörper vermehrt Progesteron produziert, um die Durchblutung und auch das Wachstum der Gebärmutterschleimhaut zu unterstützen. Dadurch wird der Körper im Prinzip optimal auf den Beginn der Schwangerschaft und auf das Einnisten der befruchteten Eizelle vorbereitet. Der Gelbkörper bildet sich übrigens wieder von selbst zurück, falls keine Schwangerschaft vorliegt. Das natürliche Progesteron wird bei der Behandlung von Zyklusstörungen erfolgreich eingesetzt, zur Prävention von Frühgeburten oder bei einer gefährdeten Schwangerschaft, zur Hormontherapie zusammen mit Estrogenen sowie auch für die Behandlung von Brusterkrankungen. Natürliches Progesteron wird übrigens aus der Yamswurzel hergestellt. Die üblichen Beschwerden bei Hashimoto können also durchaus durch das vorhandene Progesteron zurückgehen, ist das nicht der Fall, dann ist gegebenenfalls eine Therapie mit diesem Hormon empfehlenswert. Progesteron schwächt bei der Schwangerschaft das Immunsystem, so dass das ungeborene Baby kein Fremdkörper mehr ist und deshalb auch nicht von den Antikörpern angegriffen wird. Ansonsten werden die Antikörper zwar durch die Plazenta an das ungeborene Kind übertragen, haben allerdings keine negativen Auswirkungen. Die Antikörper der Mutter gelangen nicht in die Schilddrüse Ihres Kindes.

Für das Baby ist die Einnahme von Schilddrüsenhormonen lebensnotwendig, um die Schilddrüsenunterfunktion der Mutter wieder auszugleichen. Bei sehr vielen Frauen ist übrigens die Einnahme von

Schilddrüsentabletten während der Schwangerschaft erforderlich, auch dann, wenn Sie nicht unter Hashimoto leiden. Dies kann auf eine Schwäche der eigenen Hormonproduktion zurückzuführen sein oder auch auf eine leichte Schilddrüsenunterfunktion, die sich vielleicht ohne die Schwangerschaft überhaupt nicht bemerkbar gemacht hätte. Mit den Schilddrüsenhormontabletten kann also auch das heranwachsende Baby ausreichend mit Schilddrüsenhormonen versorgt werden, falls die Mutter nicht in der Lage ist, diese in ausreichenden Mengen zu produzieren. Es ist deshalb wichtig, dass Sie auch bei einer Schwangerschaft nicht auf die Schilddrüsentabletten verzichten und sich so frühzeitig wie möglich, um eine regelmäßige Kontrolle Ihrer Schilddrüsen kümmern. Die Kontrolle erfolgt über die Blutwerte sowie auch über Ultraschall. Durch die frühzeitige Kontrolle lässt sich auch die Dosierung in der Schwangerschaft genauestens anpassen. Ist in der Schwangerschaft die Schilddrüsenfunktion durch die entsprechenden Medikamente geregelt, dann besteht für das ungeborene Kind auch keine Gefahr. Gefährlich wird es erst dann, wenn eine unbehandelte Schilddrüsenerkrankung vorliegt und das heranwachsende Baby in diesem Fall zu wenig von dem benötigtem Schilddrüsenhormon erhält. In diesem Fall kann die körperliche und auch die geistige Entwicklung des Kindes beeinträchtigt werden. Ansonsten besteht keine Gefahr, wenn Sie auf die regelmäßigen Kontrollen achten und Ihre Schilddrüsenmedikamente einnehmen.

Was passiert nach der Schwangerschaft?

Nach der Schwangerschaft ist der Bedarf vom Schilddrüsenhormon verständlicherweise auch wieder niedriger. Im Fall einer gesunden

Schilddrüse wird die übermäßige Hormonproduktion automatisch reduziert, bei Hashimoto wird in der Regel nur die Dosis der Medikamente entsprechend angepasst. Nach der Entbindung kann es allerdings zu Funktionsschwankungen kommen, die auf die hormonelle Umstellung zurückzuführen sind. Dies bedeutet, dass es gelegentlich nach der Geburt zu einer Verschlechterung der Symptome kommen kann, da Autoimmunerkrankungen während der Schwangerschaft nicht so aktiv sind wie gewöhnlich. Es kommt also in vielen Fällen zu einer vermehrten Schilddrüsenhormonausschüttung im Blut. Diese Überfunktion dauert allerdings nur einige Wochen und geht dann meistens in eine Schilddrüsenunterfunktion über. In diesem Fall ist von Postpartum Thyreoiditis die Rede.

Postpartum Thyreoiditis ist in der Regel auf eine hormonelle Stresssituation zurückzuführen. Es handelt sich dabei um ein sehr häufiges Phänomen gleich nach der Schwangerschaft und ist auch als Wochenbett-Schilddrüsenentzündung bekannt. Zu den typischen Symptomen zählen Müdigkeit, Gereiztheit, Schlaflosigkeit, depressive Stimmung sowie auch Nervosität. In der Regel entwickelt sich diese Krankheit bereits nach vier Wochen nach der Entbindung. Obwohl sie eigentlich keine richtigen Schmerzen verursacht, spielt dabei natürlich auch die Psyche eine bedeutende Rolle, da die jungen Mütter auch unter kompletter Antriebsarmut leiden. Es handelt sich dabei also nicht unbedingt um eine Wochenbettdepression, sondern um eine Nachreaktion vom hormonellen Stress, der die Schilddrüse monatelang während der Schwangerschaft ausgesetzt war. Bis jetzt gibt es noch keine präventiven Maßnahmen, um Postpartum Thyreoiditis vorzubeugen. Fest steht allerdings, dass ein familiärer Zusammenhang bestehen kann.

Kann ich mit Hashimoto stillen?

Selbstverständlich können Sie Ihr Baby auch als Hashimoto-Patientin stillen, auch dann, wenn Sie Schilddrüsenmedikamente einnehmen. Allerdings ist bei den Schilddrüsenhormontabletten nach der Entbindung eine Anpassung der Dosierung notwendig. Aber auch bei der Einnahme von Thyreostatika sollten Sie Ihren Arzt nach der exakten Dosierung fragen, da es meistens nach der Entbindung zu einer Schilddrüsenüberfunktion kommt. Die genaue Medikation ist selbstverständlich vom persönlichen Krankheitsbild abhängig. Thyreostatika gehen teilweise in die Muttermilch über. Allerdings ist auch bei einer höheren Dosis in der Regel die Konzentration nicht so hoch, dass beim Baby die Schilddrüsenfunktion dadurch beeinträchtigt wird. Man geht davon aus, dass eine Dosierung von 20 Milligramm Thiamazol beispielsweise keine schädigenden Auswirkungen hat.

In der Stillzeit hat die Mutter in der Regel einen höheren Jodbedarf, weshalb gegebenenfalls eine zusätzliche Einnahme in Form von einem jodhaltigen Nahrungsergänzungsmittel ratsam ist. Ihr Schilddrüsenarzt wird Ihnen raten, ob eine jodreiche Ernährung ausreichend ist oder nicht, da sich auch sicherlich niemand täglich von Seefisch ernähren möchte. Bei der Schilddrüsenüberfunktion oder Morbus Basedow ist es allerdings wichtig, nicht zu hohe Mengen zu sich zu nehmen. Ansonsten kann unser Baby aus dem enthaltenen Jod seine benötigten Schilddrüsenhormone bilden, da es über die Muttermilch mit den wichtigen Spurenelementen versorgt wird, also auch mit Jod und Selen. Sie können während der Stillzeit selbstverständlich auch Ihre üblichen Schilddrüsenkontrollen durchführen lassen, um die Gewebestruktur und die Schilddrüsenfunktionen fachgerecht beurteilen zu lassen. Aufpassen heißt es allerdings bei der Schilddrüsenszintigrafie, da die Muttermilch danach 24 Stunden nicht verwertbar ist. Dabei handelt es sich um eine nuklearmedizinische Methode zur Schilddrüsenuntersuchung, wobei ein leicht radioaktives Medikament in die Vene gespritzt wird. Eine Szintigrafie wird nur ausgeführt, wenn hierzu eine wirklich begründete Notwendigkeit vorhanden ist, weshalb sie in der Schwangerschaft auch nicht gemacht wird. Sie wird normalerweise nur dann angeordnet, um kalte Knoten von heißen Knoten zu unterscheiden und um zusätzliche Informationen bei der Schilddrüsenfunktion festzustellen, da hier auch der Jodstoffwechsel sichtbar wird. In der Stillzeit wird diese Untersuchung nur in wirklichen Ausnahmefällen durchgeführt.

7. Die besten Tipps zum Wohlfühlen mit Hashimoto

Die meisten Patienten mit Hashimoto Thyreoiditis haben nur einen einzigen Wunsch, sich endlich einmal wieder so richtig wohl zu fühlen. Sie haben das Gefühl, dass Ihnen die Ärzte ihre Beschwerden nicht glauben oder auch überhaupt nicht richtig und interessiert zuhören. Sie fühlen sich deshalb absolut unverstanden und meistens auch hundsmiserabel. Es ist also absolut verständlich, dass sich so ein Zustand auch gewaltig auf die Psyche auswirkt. Nicht umsonst wurden zahlreiche Hashimoto-Patienten irrtümlicherweise mit Antidepressiva und anderen Psychopharmaka erfolglos behandelt.

Wer sich mit Hashimoto wieder fit fühlen möchte, was mit Sicherheit bei jedem Patienten der Fall ist, sollte sich allerdings nicht nur nach einem geeigneten Spezialisten umsehen, sondern auf eine spezielle Ernährung achten und auch die allgemeinen Lebensgewohnheiten nachhaltig verändern. Der erste Schritt zu einer Besserung ist, diese Autoimmunerkrankung erst einmal zu erkennen. Der zweite Schritt hängt mit dem eigentlichen Verstehen von Hashimoto zusammen und im letzten Schritt geht es dann vorwiegend darum, Ihre stark beeinträchtigte Lebensqualität wieder zu verbessern. Es ist sehr wichtig, dass Sie ab jetzt nicht mehr länger auf ein Wunder warten, sondern Ihr Leben und Ihre Gesundheit wieder selbst in die Hand nehmen.

In der Schulmedizin wird im Prinzip nur das Symptom behandelt, aber nicht die Ursache. Es ist notwendig, dass Sie auf Ihr unausgeglichenes Immunsystem achten, da dieser Faktor von den meisten Ärzten überhaupt nicht beachtet wird, da sie sich vorwiegend auf die Schilddrüsenfunktionen konzentrieren. Um symptomfrei leben zu können, muss man sich erst einmal klar sein, dass es sich dabei um eine Krankheit handelt, die in der Regel jahrelang unentdeckt fortgeschritten ist. Hierzu sind allerdings auch eine Verkettung von verschiedenen Umständen Schuld. Hashimoto kann also auch auf keinen Fall von heute auf morgen geheilt werden. Die Behandlung braucht seine Zeit, noch dazu, da jeder Körper oder Organismus unterschiedlich reagiert. Deshalb gibt es auch kein Standardrezept um sich sofort wieder fit und wohl zu fühlen. Es ist ratsam, erst einmal langsam und schrittweise in die richtige Richtung zu gehen, um das Ziel zu erreichen, also um wieder ein normales und glückliches Leben führen zu können. Wichtig dabei ist, dass auch **SIE** sich wieder durchaus gesund fühlen können, wenn Sie noch etwas Geduld und Disziplin aufbringen.

Hier erfahren Sie unsere besten Tipps, um Hashimoto in den Griff zu bekommen und sich wieder fit zu fühlen.

Die besten Wohlfühltipps für Hashimoto-Patienten

Die Entgiftung bei Hashimoto

Schon Hippokrates war der Meinung, dass unser Körper durch Fasten und reine Luft besser geheilt werden kann, als durch die Einnahme von Medikamenten. Selbstverständlich wird jetzt nicht von Ihnen erwartet, dass Sie auf Ihre Medikamente für Hashimoto verzichten. Es geht vorwiegend darum, Ihren Organismus erst einmal vor Schadstoffen zu befreien. Detox ist hierzu eine der besten Maßnahmen, da dadurch der Entgiftungsprozess gefördert und der Stoffwechsel wieder ein Schwung gebracht wird. Über unsere Ernährung nehmen wir nicht nur schädliche Düngemittel und Pestizide in uns auf, sondern auch Hormone, Antibiotika und andere Schadstoffe. Aber auch in unserer Kleidung, in den Reinigungsmitteln und natürlich auch in der Umwelt sind wir von zahlreichen Schadstoffen umgeben, die unserem Körper im Laufe der Jahre irgendwann einmal Schaden zufügen. Obwohl wir uns sicherlich durch einige Maßnahmen wie Zimmerpflanzen oder Lebensmittel in Bio-Qualität schützen können, sind die toxischen Substanzen trotzdem in unserem Körper vorhanden. Unser Organismus verfügt allerdings auch über natürliche Mechanismen, um diese Gifte in unserem Körper abzubauen und um diese auszuleiten. Das größte Entgiftungsorgan ist die Leber, aber auch der Darm, die Nieren sowie die Haut spielen eine bedeutende Rolle. Allerdings sind unsere Entgiftungsorgane aufgrund unserer Lebensweise und einer nährstoffarmen Ernährung auch deutlich überlastet und dadurch geschwächt.

Bewegungsmangel, fettes, salziges und süßes Essen sorgen für massiven Druck und für einen Leistungsabfall in Hinsicht der benötigten Entgiftungsfunktionen. Unsere Leber steht übrigens eng mit der Schilddrüse in Verbindung, weshalb sich eine Schwäche in diesen Organen auch negativ auf die Schilddrüse auswirkt. Sie haben sicherlich auch schon längst festgestellt, dass Sie selbst extrem sensibel auf Toxine in Ihrem Körper reagieren, oder nicht? Grund dafür ist, dass die Schilddrüse sowieso schon durch die ständigen Angriffe vom Immunsystem einer großen Belastung ausgesetzt ist und dadurch verständlicherweise auch immer schwächer wird. Um diesem Prozess nicht so einfach hilflos gegenüberzustehen, ist eine Entgiftungskur erforderlich. Eine Entgiftungskur oder Detox können Sie beispielsweise mit einem Heilpraktiker oder mit einem Ernährungsspezialisten ausführen. Beim Entgiften handelt es sich übrigens nicht um einen neumodischen Trend, da diese Behandlung in der Traditionell Chinesischen Medizin schon seit Generationen erfolgreich eingesetzt wird. Auch bei Ayurveda ist die Entgiftungskur ein ganz normaler Prozess um zahlreiche Krankheiten zu heilen. Durch eine gründliche und mehrmals wiederholte Entgiftung, kommt es nicht nur wieder zur Lebensfreude, sondern auch zu einem strahlenden Äußeren. Dies ist allerdings nur möglich, wenn Sie auf eine gesunde Ernährung achten und Ihre aktuellen Lebensgewohnheiten etwas umstellen. Eine Entgiftungskur hilft bei Verdauungsproblemen, bei einem schwachen Immunsystem, bei Husten und auch bei Lungenproblemen, hemmt Entzündungen und deshalb auch Hashimoto und andere Autoimmunerkrankungen. Aber auch fehlender Antrieb und Kraftlosigkeit sowie Hautprobleme können in der Regel durch eine Detoxkur erfolgreich behandelt werden. Desweiteren ist eine Entgiftung auch für das Abnehmen eine wichtige Voraussetzung. Der Fettabbau wird von unserem Körper meistens gestoppt, da er die Schadstoffe nicht mehr verwerten kann, weshalb es auch zu überschüssigem Fett und zu aufschwemmenden Gewebewasser kommt.

Ein gestörtes Entgiftungssystem kann sich übrigens auch durch dunkle Augenringe bemerkbar machen, durch Muskel- und Gelenkschmerzen, Reizbarkeit, Schlaflosigkeit, Hormonschwankungen, Blutzuckerschwankungen, schlechtes Abnehmen sowie eine Empfindlichkeit auf alle möglichen Chemikalien.

Wann ist eine Entgiftung empfehlenswert?

Mögliche Hinweise auf Giftstoffe sind die folgenden Symptome, die allerdings auch auf einen Nährstoffmangel sowie auf eine falsche Hormoneinstellung hinweisen können:

- Unerklärliche Gewichtszunahme

- Chronische Ermüdungserscheinung

- Muskelschmerzen

- Gelenkschmerzen

- Verstopfungsprobleme

- Mundgeruch

- Hautprobleme

- Geruchsempfindlichkeit

Die Gewichtszunahme hat in den meisten Fällen überhaupt keine Erklärung, da wir bei Hashimoto sowieso unter allen möglichen Unverträglichkeiten leiden und in der Regel auch auf eine spezielle Diät achten. Allerdings kann dies auch eine hormonelle Ursache haben, vor allem dann, wenn wir auf Kalorien acht geben und vielleicht auch noch in der Lage sind, sportliche Aktivitäten zu realisieren. In diesem Fall ist es unbedingt notwendig, Giftstoffe in den Lebensmitteln zu vermeiden. Auch bei den Pflegeprodukten sollten Sie auf enthaltene Schadstoffe achten und lieber gesündere Alternativen bei der Produktauswahl vorziehen.

In Hinsicht auf die ständige Müdigkeit, so kann dies ebenfalls ein wichtiges Symptom sein, um endlich einmal eine Entgiftungskur zu machen. Wenn Sie sich trotz ausreichend Schlaf am Morgen todmüde und erschöpft fühlen, dann kann dies ein wichtiger Hinweis darauf sein, dass Ihr Körper ganz verzweifelt unter aller Anstrengung versucht, die enthaltenen Toxine auszuscheiden. Süße Sachen oder auch starker Kaffee verschlimmern den Zustand meistens nur noch zusätzlich.

Muskelschmerzen und auch Gelenkschmerzen müssen nicht unbedingt ein Hinweis auf ein anstrengendes Workout sein, da sie in vielen Fällen anscheinend auch grundlos auftreten. Allerdings können sie auch von Giftstoffen belastet sein. Es ist ratsam darauf zu achten, in welchen Abständen und wann sie genau auftreten.

Wenn wir unter Verstopfungsproblemen leiden, dann ist es auch kein Wunder, wenn die Giftstoffe in unserem Körper bleiben und wir uns deshalb so elend fühlen. Verstopfung kann zwar sehr viele Ursachen haben, aber in den meisten Fällen sind sie eng mit der Ernährung verbunden. Auch hier wird Ihnen die Detoxkur Erleichterung schaffen.

Mundgeruch ist nicht nur sehr unangenehm, sondern steht meistens mit Verdauungs- und Leberproblemen in Verbindung. Wenn der Mundgeruch trotz der besten Zahnhygiene nicht verschwindet, dann wird es Zeit, die wirkliche Ursache zu beseitigen. Sie werden sehen, wie der Mundgeruch nach einer Entgiftungskur dann ganz automatisch wieder verschwinden wird.

Hautprobleme können ebenfalls ein sehr guter Hinweis auf vorhandene Giftstoffe sein. Dazu zählen Akne, juckende Haut, Rötungen und

Reizungen. Aber auch unsere Pflegeprodukte können für die Hautirritationen verantwortlich sein. Neurodermitis beispielsweise kann ein Hinweis auf den Abbau von Giftstoffen sein. Es ist ratsam, auch hier den Abbau durch eine Entgiftung zu unterstützen.

Die Geruchsempfindlichkeit kann Kopfschmerzen und Übelkeit verursachen, was besonders beim Auftragen von Parfüm bemerkt wird. Wenn Sie auf Gerüche empfindlich reagieren, dann bedeutet das in den meisten Fällen, dass Ihr Organismus mit der Verarbeitung von Giftstoffen mehr als beschäftigt ist.

Insgesamt gibt es also zahlreiche Gründe, warum eine Entgiftungs- oder Detoxkur ratsam ist. Sie hat in der Regel keinen negativen Einfluss auf Hashimoto, sondern ganz im Gegenteil. Sie werden sich dadurch viel gesünder und vor allem wieder fit fühlen.

Die größten Giftstoffe und Feinde für unsere Gesundheit sind Zucker, Weißmehl, schlechtes Fett, Fertigprodukte, Umweltgifte und vor allem auch Stress. Es ist bekannt, dass Stress den Blutzuckerspiegel ansteigen lässt und dieser ist im Vergleich ebenso schädlich wie beispielsweise eine Tüte voll fettiger und salziger Kartoffelchips oder Süßigkeiten.

<u>Wie kann ich meinen Körper entgiften?</u>

Es gibt zahlreiche Möglichkeiten, wie wir auch ohne große Kenntnisse unseren Organismus optimal entgiften können. Schon am frühen Morgen können wir den Entgiftungsprozess durch die Einnahme auf nüchternem Magen mit einem Glas warmen Zitronenwassers unterstützen. Grüne Smoothies eignen sich ebenfalls hervorragend, um Hashimoto in den Griff zu bekommen. Sie können sich beispielsweise einen erfrischenden Smoothie aus einer Zitrone, Ingwer, Spinat und einem grünen Apfel selber zubereiten, oder natürlich auch auf einen speziellen Detoxtee zurückgreifen. Apfelessig hat ebenfalls einen ausgezeichneten Effekt auf die Leber und zur Körperreinigung. Ansonsten spielen Lebensmittel wie grüne Kräuter, Knoblauch, Kurkuma, Artischocken, Grapefruits und Limetten, Chlorella und Pfeffer eine bedeutende Rolle bei Entgiftungen. Mit diesen Nahrungsmitteln können Sie die Niere und auch die Leber bestens unterstützen. Selbstverständlich ist es unbedingt notwendig, auf die Qualität der Lebensmittel zu achten und frische Lebensmittel zu bevorzugen. Ideal zum Entgiften sind aber auch entgiftende Kräuter wie z. B. Löwenzahn, Vitamine und Mineralstoffe, Saunabesuche und sportliche Aktivitäten. Darmspülungen sorgen ebenfalls für einen gesunden Entgiftungsprozess.

<u>Panikattacken und Stress lassen sich vermeiden</u>

Sehr viele Hashimoto-Patienten leiden unter angeblich unerklärlichen Angstzuständen und richtig schlimmen Panikattacken. Viele Betroffene möchten sogar nicht einmal mehr ans Telefon gehen, vom Autofahren oder ausgedehnten Spaziergängen einmal komplett abgesehen. Vor der Krankheit hatten so gut wie alle Patienten überhaupt keine Probleme, um mit Stress oder ihren Alltagssorgen gut umgehen zu können. Bei Hashimoto sind solche Zustände leider mehr oder weniger normal. Grund für diese Reaktionen sind sicherlich die Nebennieren, da diese mit dem Darm und auch mit der Schilddrüse in enger Verbindung stehen. Die Nebennieren gehören zum Nervensystem, sie stellen wichtige Hormone her wie beispielsweise Adrenalin und Cortisol. Also Hormone, die für die Regulierung von Stresssituationen notwendig sind. Wenn wir Stress ausgesetzt sind, sind die Nebennieren davon am häufigsten betroffen, was sich dann natürlich auch auf die Schilddrüsen negativ ausdrückt.

Die Nebennieren sind allerdings nicht nur Stresssituationen ausgesetzt, sondern auch Giftstoffen, Nahrungsunverträglichkeiten sowie den bei Hashimoto häufigen Entzündungen. Wenn wir also Stress ausgesetzt sind, dann drückt sich dieser in Angst- und Panikattacken aus. Er hat einen negativen Einfluss auf unsere Verdauung, auf die Körpertemperatur, die Stimmung, Libido, auf unseren Energiehaushalt und auch auf das Immunsystem. Wenn wir bei Hashimoto oder einer anderen Krankheit gestresst sind, dann wird unser Körper in Alarmbereitschaft versetzt, da unser Organismus in diesem Fall ein Alarmzeichen an unser Nervensystem weitergibt. Bei einem angeschlagenen Immunsystem allerdings, werden wir dadurch nur noch weiter in Stress versetzt, weshalb wir deshalb unsere Gefühle auch nicht mehr unterdrücken können.

Wenn Sie also häufig unter großer Angst leiden und Panikattacken ausgesetzt sind, dann wissen Sie jetzt, warum das bei Ihnen der Fall ist. Sie sind also auf keinen Fall verrückt oder bilden sich diese Symptome nur ein! Jetzt können Sie sicherlich schon etwas beruhigter aufatmen, oder nicht? Wenn Sie sich darüber erst einmal bewusst sind, dann brauchen Sie sich ab jetzt keine Sorgen mehr zu machen, denn es gibt mehrere Möglichkeiten, wie Sie nicht nur Stress lindern können, sondern auch die Angstzustände.

<u>Wie kann ich den Stress und die Angst bekämpfen?</u>

Ihre Nebennieren können Sie mit den richtigen Nahrungsmitteln unterstützten. Dazu zählen vor allem stärkehaltiges Gemüse. Auch wenn Sie Nudeln und Brot vermeiden, werden Sie sich in der Regel schon deutlich besser fühlen. Ansonsten ist es ratsam, komplett auf Zucker und zuckerhaltige Produkte zu verzichten. Auch Zuckeraustauschstoffe sollten sicherheitshalber lieber vermieden werden. Ein Löffel Kokosöl hilft Ihnen, den Blutzucker stabil zu halten. Ansonsten sollte Ihre Ernährung bei Hashimoto auch unbedingt Innereien, Eier, dunkles Blattgemüse und einige eingeweichte Nüsse beinhalten, aber natürlich nur dann, wenn Sie diese Lebensmittel auch wirklich gut vertragen.

Ansonsten können Sie Ihre Angst und Panikattacken durch eine gezielte Atmung und Muskelentspannung unter Kontrolle halten. Eine bewusste und konzentrierte Atmung ist immer dann angebracht, wenn wir mit unseren Gefühlen aus dem Gleichgewicht geraten, also nicht nur, wenn wir Angst haben, sondern auch dann, wenn wir so richtig sauer oder wütend sind. Eine beschleunigte Atmung ist meistens ein deutlicher Hinweis auf eine angehende Panikattacke. Es ist wichtig, wenn Sie frühzeitig darauf achten und Ihre Atmung unter Kontrolle bringen, da es ansonsten zu einer Hyperventilation führen kann. Holen Sie in diesem Fall erst einmal tief Luft und halten Sie Ihren Atem mindestens drei Sekunden lang an, bevor Sie dann langsam wieder durch den Mund tief ausatmen. Ansonsten können Sie natürlich auch den bekannten Trick mit dem Papierbeutel ausprobieren. Wichtig ist, erst einmal tief einzuatmen und dann langsam gezielt den Atem zu verlangsamen. Wenn Sie diese Tricks mehrere Minuten lang ausführen, werden Sie sich schnell wieder beruhigen, da dadurch die Angst kontrolliert werden kann. Was die Muskelentspannung angeht, so können Sie versuchen, jede Muskelgruppe für mehrere Minuten konzentriert anzuspannen und dann wieder loszulassen. Yoga ist übrigens eine ausgezeichnete Aktivität für Hashimoto-Patienten, da Sie hier unter anderem auch lernen, wie Sie von Stress und Problemen gezielt loslassen können.

Hashimoto und die eigene Psyche

Selbstverständlich ist auch unsere Psyche oft unser größter Feind, obwohl es sich bei Hashimoto ganz klar nicht um eine eingebildete Krankheit handelt. Allerdings ist es aber auch notwendig, auf dieses Thema etwas näher einzugehen, um wieder den richtigen Weg ins Leben zu finden um Hashimoto in den Griff zu bekommen. Es ist deshalb notwendig, unausgesprochene Sachen zu thematisieren und diese nicht wie gewohnt, einfach nur herunterzuschlucken, um Problemen aus dem Weg zu gehen. Eine gute Möglichkeit, um damit effizient anzufangen ist, wenn Sie beispielsweise ein Tagebuch führen und sich erst einmal alles, was Sie selbst bedrückt, vom Herzen schreiben. Sie sollten sich Ihrer aktuellen Einstellung bewusst werden und wieder neuen Lebenssinn erhalten. Das erreichen Sie allerdings nur, wenn Sie sich nicht gehen lassen und Hashimoto ab jetzt ganz gestärkt, den Kampf um Ihr Leben ansagen.

Unsere Seele ist nach wie vor der eigentliche Schlüssel für unser Wohlbefinden. Wenn Sie keine psychotherapeutische Unterstützung in Anspruch nehmen möchten, dann suchen Sie doch einfach gezielt nach Sachen und Aktivitäten, die Ihnen trotz Ihrer Krankheit noch großen Spaß bereiten. Lachen zählt mit zu den besten Therapien bei allen Krankheiten, weshalb Lachyoga oder auch die Beschäftigung mit Kindern und Tieren auch gute Behandlungsmöglichkeiten sind. Hilfreich sind natürlich auch entspannende Bäder, die Aromatherapie oder gute Musik, die auch gleichzeitig hilft, den Stress besser abzubauen. Grübeln Sie bitte nicht mehr länger über Ihre Krankheit nach, sondern wagen Sie doch einfach wieder den Schritt ins Leben. Sie werden erstaunt sein, wie schön das Leben auch mit Hashimoto sein kann, vor allem dann, wenn Sie diese Krankheit wieder in den Griff bekommen, sich wieder fit und gesund fühlen und lernen, das Leben wieder neu zu genießen. Es ist nie zu spät für einen kompletten Neuanfang.

Schlusswort

Es gibt unzählige Erfahrungsberichte, wie man Hashimoto in den Griff bekommen kann. Allerdings sollte man sich von Anfang an bewusst werden, dass nicht alle Methoden zu einem persönlichen Erfolg führen. Wichtig ist allerdings, dass Sie erst einmal innerlich dazu bereit sind, für Ihre Gesundheit und Ihr Wohlbefinden zu kämpfen, noch dazu, wenn die Behandlungsmethoden der Schulmedizin nicht zu den gewünschten Ergebnissen führen. Wenn das bei Ihnen der Fall ist, dann machen Sie sich bitte keine Sorgen. Sie sind nicht verrückt und jeder Mensch hat gute Chancen wieder gesund zu werden. Es bringt Sie auch auf keinen Fall viel weiter, wenn Sie sich einfach nur zurücklehnen und auf ein Wunder oder auf ein Zaubermittel zur Heilung Ihrer Autoimmunerkrankung warten. Dadurch vergeht nur unnötige Zeit, denn das Wunder wird erst dann eintreten, wenn Sie sich selbst dazu bereit fühlen. Sagen Sie Hashimoto den Kampf an und nehmen

Sie Ihr Leben wieder in die eigenen Hände.

Im Prinzip haben Sie überhaupt nichts mehr zu verlieren, wenn Sie sich an unsere Empfehlungen halten. Gegebenenfalls vertragen Sie einige empfohlene Lebensmittel nicht, aber das ist ja jetzt auch schon der Fall. Lassen Sie sich auch von kleinen Rückschlägen bitte nicht abhalten, da es kein Grundrezept für jeden Hashimoto-Patienten gibt. Ansonsten sollten Sie sich natürlich auch unbedingt bewusst sein, dass es sich bei Ihrer Krankheit um ein Leiden handelt, welches nicht von heute auf morgen geheilt werden kann. Hashimoto Thyreoditis kam bei Ihnen ja auch nicht innerhalb von wenigen Tagen zum Ausbruch. Versuchen Sie die Entgiftungskur, stellen Sie Ihre Ernährung um und achten Sie darauf, die Stresssituationen zu vermeiden. Sie werden sehen, welche positiven Resultate Sie dann schon in wenigen Wochen erhalten können. Wie schon erwähnt, was haben Sie denn noch zu verlieren? Der Versuch wird sich auf jeden Fall lohnen.

Ein persönliches Tagebuch ist ebenfalls sehr lohnenswert, da Sie hier auf ihre tägliche Ernährung eingehen können. Wenn Sie also immer genau aufschreiben, was Sie täglich zu sich nehmen, dann lässt sich dadurch auch leicht feststellen, nach welchen Lebensmitteln Sie sich wohler und fitter fühlen und welche Sie überhaupt nicht mehr vertragen. Selbstverständlich sollte dabei auch auf die Nahrungsergänzungsmittel eingegangen werden sowie auf Ihren Tagesablauf. Sie können dann im gleichen Buch (oder natürlich auch getrennt) über Ihre Gefühle schreiben, damit Sie Ihren angestauten Kummer loswerden. Damit wir überhaupt gesund werden können, ist es nämlich sehr wichtig, nicht nur die Schadstoffe aus unserem Körper zu entfernen, sondern auch aus unserem Kopf. Je eher Sie alle angestauten Emotionen loswerden, desto besser fühlen Sie sich und können Hashimoto in den Griff bekommen. Aber nicht nur Hashimoto können Sie durch diese ergänzenden Methoden wieder unter Kontrolle bringen, sondern auch Ihr gesamtes Leben. Sie werden dadurch weniger Stress anfällig, brauchen nicht mehr unter Angstzuständen zu leben und Ihr geschädigtes Immunsystem wird es Ihnen mit einer viel besseren Gesundheit danken. Viel Erfolg!

9 781974 629824